易鸿奇

传统 刮痧疗法

易鸿奇◎著

河南科学技术出版社

· 郑州 ·

图书在版编目(CIP)数据

易鸿奇传统刮痧疗法 / 易鸿奇著. —郑州:河南科学技术出版社,2016.6
ISBN 978 - 7 - 5349 - 8095 - 4

I. ①易… Ⅱ. ①易… Ⅲ. ①刮搓疗法 Ⅳ. ①R244.4

中国版本图书馆 CIP 数据核字(2016)第 083543 号

出版发行:河南科学技术出版社

地址:郑州市经五路 66 号　　邮编:450002

电话:(0371)65737028　65788613

网址:www. hnstp. cn

策划编辑:马艳茹　范广红　邓　为

责任编辑:邓　为

责任校对:柯　姣

封面设计:孙希前

责任印制:张　巍

印　　刷:北京柯蓝博泰印务有限公司

经　　销:全国新华书店

幅面尺寸:170 mm×240 mm　印张:18.25　字数:200 千字

版　　次:2016 年 6 月第 1 版　2016 年 6 月第 1 次印刷

定　　价:35.00 元

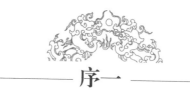

序一

　　易鸿奇医生现任首都医科大学附属北京朝阳医院（西部院区）社区医疗部针灸按摩科主任，是我早期的弟子。20世纪80年代跟我学习耳医学诊疗法。多次参加我们的学习班，在中华预防医学会期间他多次组织专家义诊。我也应邀参加，应邀参加的还有孙衍庆、关幼波、贺普仁、梁君质、冉先德、张国瑞等老一辈专家。

　　易鸿奇医生在针法、灸法、罐法、按摩等方面造诣颇深，从而博得了老专家们对他的赞誉。易鸿奇医生在中医的道路中始终锲而不舍，孜孜不倦。他对祖国医学进行挖掘，并在一九九七年撰写名为《中国传统刮痧疗法》一书，此书是继《中国足部诊断治疗学》后的第二本专著，如今再版。本书是以中医理论为基础，经络理论学说为指导的外治法。

　　刮痧疗法可追溯到旧石器时代，是砭石治病方法的一部分。刮痧疗法在民间广泛流传，深受广大劳动人民的欢迎。

　　刮痧疗法也是国家中医药管理局下发的"做好基层常见病多发病中医药适宜技术推广项目"之一。

黄丽春 4-12-2015

　　注：黄丽春教授现任世界耳医学学会主席、博士生导师

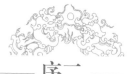

序二

　　中国传统医学博大精深，凝聚了中国人民几千年来与疾病做抗争的经验和智慧，深受广大百姓及患者喜爱。中医学除广为流传的中草药饮片、中成药及各种药物疗法以外，还总结了许多非药物治疗方法，如针刺疗法、灸治疗法、推拿疗法、正骨疗法、艾灸疗法、捏脊疗法，等等。刮痧疗法就是其中一种广为流传、简便易行、疗效确切、适应证宽、易于接受的中国传统非药物治疗方法。

　　随着国家弘扬传统民族文化、振兴中医、服务人民健康的战略逐步实施，传统中医药和传统非药物治疗方法又迎来了一次腾飞发展的重大机遇。刮痧疗法与其他非药物疗法一样再一次焕发了新的勃勃生机，不仅在各级各类中医院、中医科等医疗机构得到迅速恢复和发展，在民间各类保健康复场所也得到了广泛使用，为全民健康战略的实施起到了积极的推进作用。

　　易鸿奇大夫的《易鸿奇传统刮痧疗法》的成书真正是生逢其时。本书从刮痧板种类、作用的介绍开始，依次介绍了刮痧的基本手法，刮痧治疗的注意事项，刮痧循行的各治疗带的名称、位置、功能主治与刮治方法，以及各种常见病的临床分类与对应的刮痧手法、治疗处方等，内容全面翔实，行文简练精辟，版面图文并茂，方法易懂易记，不仅是初学者的入门宝典，同样也可作为从业者手边随时查阅的资料书籍，更可为民间施术者指点迷津、纠偏正枉之据，诚为难得之佳作。若能尽快面世，实乃医患之福。

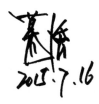

2015.7.16

　　注：葛强现任石景山区卫生和计划生育委员会主任

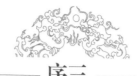

序三

作为一名西医大夫读完易大夫的《中国传统刮痧疗法》，深感祖国医学的独到、神妙、精深。小小的刮板在皮肤上刮擦即可产生"活血祛瘀、调整阴阳、舒筋通络、行气活血"等西医大夫难以理解的效应。

刮痧后皮肤很快会出现一条条痧痕和累累的细"沙粒"，中医称之为痧粒。《痧胀玉衡》是明清时代介绍痧症的专门书籍，可见刮痧在民间已经广为流传。现代人们对刮痧疗法的重视绝不是缘于电影《刮痧》的播出，恰恰相反，是传统技法的传承给艺术家们带来了灵感。

易大夫的《易鸿奇传统刮痧疗法》一书汇集了他从医数十年的实践经验和理论探索，尤其在选择刮痧部位、观痧，以及手指间对痧板的感觉的描述，不仅是对自然疗法的总结，也是艺术的展现。

2I5. 5. 6

注：马迎民现任首都医科大学附属北京朝阳医院（西院）院长

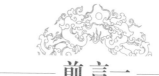

前言一

　　刮痧疗法是中华民族医学文化的一部分，也是祖国医学中行之有效的一种治疗方法。它广泛地流传于民间，深受广大人民的喜爱与欢迎。《中国传统刮痧疗法》一书是继《中国足部诊断治疗学》之后的又一本专著。它们与《中国小儿手部推摩法》合称为中国传统非药物疗法三部曲。该书首次向大家解释清楚了什么叫"刮"，什么叫"痧"，什么叫"刮痧"。这是其他介绍刮痧的书中所未明确的。本书第一次向世人提出了"刮痧带"的概念。刮痧带不是将针灸、按摩中的的"穴"简单地、生拉硬套到刮痧中。因为所刮部位不是一个穴，一个点，而是"一组穴""一片点"，合成有方向性的区域带。刮痧带的功能，不是某一个针灸穴位的功能所能体现、概括的，而是体现了一组穴或几条经的功能。刮痧带主要是按照经络学说的原理所组成的。从图中"带"的方向，可以明显地看到所要刮的位置与方向，并明显地看到该法是严格地遵守了传统的补、泻、迎、随基本手法。其治疗法则是根据脏腑、经络学说和八纲辨证的中医基本理论制定的，辨证施治是根本大法。刮痧的用具也突破了原来只有圆面刃部的模式，增添了齿部与顶点部，在用材上也颇费一番苦心，是用含有多种微量元素的玉石板与具有"散寒除湿，解郁结"功能的花椒木板。玉石质凉，花椒木性温。一凉、一温、一阴、一阳，选用得当，搭配合理，可堪称刮痧用具之上品。该书简单易懂，该法简便易学，该术安全可靠。正所谓"一书""两板"在手，有痧出病除之功效。尤其对实证、热证、表证疗效颇佳（如感冒、

1

发热、头痛、咳嗽、哮喘等症）。此书弥补了对虚证、寒证、里证的刮痧手法（如对虚热、虚咳、眩晕、自汗、盗汗、阴虚头痛、心烦失眠、气阴虚喘、脾胃虚寒、风湿痹痛等疗效显著）。利用刮痧还可以产生健美、减肥、增发、降压、降脂、抗衰老等奇效。本书考虑到读者中有中医界、西医界的朋友，还有医学爱好者。为了方便读者阅读，故而既写了"证"又写了"病"，而且在论证中涉及病，在举病时归纳到证。如有不当之处，望批评指正。

笔者担任中阿非发展集团中国医疗中心主任、中华预防医学会养生保健分会副主任委员、首届中医药工程国际学术会议学术委员会委员，曾应邀到日本传授中国的针灸、按摩等医术，还曾应邀赴阿拉伯地区兴建中国医疗中心并任该中心主任，曾多次被编典入书，如《一百种疑难病症克星》《寻名医指南》《中国跨世纪专科名医大典》《世界优秀医学专家人才业绩名典》等，有关事迹曾多次刊登在国内外的报刊上。

在此，笔者深深地感谢培养过我的老师们，在他们的栽培下，才使我在医学上有所进步和发展，尤其是我的启蒙老师，如外祖父董茂芝与岳父李之森，使我从小就受到传统医学的熏陶；此后，按摩名家庞承泽老师、耳学名家黄丽春老师等，使我在医学领域里又开阔了眼界，从此使我走上了非药物疗法的道路。

易鸿奇

1997 年 2 月 26 日

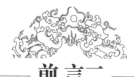

前言二

  《中国传统刮痧疗法》的再版(本次再版更名为《易鸿奇传统刮痧疗法》)正如葛强局长所说,是"生逢其时"。恰逢党中央、国务院高度重视中医工作,国家大力提倡发展中医和民族医学之时。中医是中华民族传统文化的瑰宝,五千年来为中华民族的健康做出了重要贡献。

  笔者是一名多年在基层行医的中医师,天天携手患者共同与疾病做斗争,患者病痛消除时,笔者的喜悦心情,一点也不亚于患者本人。

  在《中国传统刮痧疗法》第一版出版之时,笔者43岁,今天再版已经是18年后了。一位医学界领导对笔者说过一句话:"21世纪的大夫不会微创,就不能称其为21世纪的医生。"这段话对笔者影响颇深,令笔者毅然离开了喜爱多年的中医,开始了15年的微创培训工作。在此期间笔者接触了中国微创顶尖级的大师,涉猎了普通外科的腹腔镜手术,泌尿外科的膀胱镜、前列腺电切镜、输尿管镜手术,妇科的宫腔镜、宫腔电切镜、输卵管镜手术及子宫摘除、盆底重建与阴道再造等手术,耳鼻喉科的鼻窦鼻腔镜、支撑喉镜、鼻咽喉镜及鼾症与人工耳蜗手术,胸外科的胸腔镜手术,骨科的关节镜、椎间盘镜手术,小儿科的腹腔镜下隐睾手术等。在这段时间里陆续发明了专为实习医生训练的模拟器、模拟箱。笔者还经常与全国著名医院合作,进行尸体微创学习班与动物微创训练班。每种手术训练班笔者都开办了几十期、上百期,几乎天天工作在手术室里。

  笔者经常参加国际微创手术观摩与培训班,外方医生一台手术,中方医生一台手术，当手术全部结束以后，基本上中方医生要比外方医生技术娴熟、利索、干净、漂亮。中方的医生手术的时间一般20分钟左右，外方一般要一个多小时才能完成。因此笔者在想：在现代医学领域里，中方医生一点不比西方医生落后！

笔者后来担负了子宫内膜癌筛查的前期推广与培训工作，如何在子宫内膜上取样、涂片，笔者都制作了详细的影视教学资料，医学界都认为是非常好的科研项目，用无痛毛刷取细胞取代有痛的刮宫取组织法，因为涉及了妇科与病理科两个学科，病理科的金指标是组织学诊断，而在子宫内膜上用毛刷取得足够量的细胞，涂到玻片上要进行细胞学诊断还是组织学诊断？新旧领域在讨论，一讨论就是六七年。最后折中的方法是，擅长病理学诊断的，毛刷多刷数遍，多取些组织；有细胞学特长的只要取出足够的细胞就可以了。这两种方法在缓慢地被大家所接受，但其中的一位倡导者为了推行这项科研成果，倾其所有，将房子、车子卖掉，即使一贫如洗，依然要为妇女的无痛诊断而努力，由此可见，新技术的推广要付出巨大的努力与代价。

笔者深入研究西方现代医学领域期间，开阔了眼界，拓宽了医疗思路，客观地分析彼之长与己之短，己之优与彼不足的关系。最后笔者认为：祖国医学一点不比西方医学落后。虽然西方医学在不断地进步，但祖国医学也在日新月异地飞奔。笔者在微信群里看到有人发了日本的医疗设备如何先进、医疗环境如何优雅、医疗机构里患者如何享受。笔者马上回帖：且不说中国有没有先进的医疗设施，有没有优雅的医疗环境，就说患者是否都能得到了满意的治疗？他们的医术是否达到了先进水平？我不敢恭维。20世纪80年代我应邀去日本讲学，那时笔者是不起眼的小大夫（现在也是），遍地都是腿伸不直、弯腰驼背的老人，一问都是喝凉水、开空调造成的，笔者靠十根手指、一把针、几个罐，看一个好一个，比较起来，治疗他们的病要比治疗中国人的病好治！请问那些先进的设备、优雅的环境又有何用？笔者回归中医领域后，接触大量的腰腿颈肩膝肘痛的患者，就与西医学的骨科专家们探讨。笔者说：当年我们只要手术做得完美，没考虑愈后如何？可是现在我接触大量的术后患者，他们术后还痛，有的甚至更痛。这些专家对笔者说：你说对了，我们只能改变当时的骨质病变，身体及其他的状况，我们改变不了，比如一个人成年以后，骨骼不再变化，而他的体重在逐年增加，骨骼的负重能力在不断的加重，靠局部的改变只能改变一时，最终的方法就是在做手术之前，先到你们那里减肥，然后再做手术，手术做完后再到你们那里康复就完整了。笔者说：中医有"上工治未病"之说，从现在起，我们就应向居民宣传预防保健知识，让他们少得病，不得病。

综上所述，笔者更加坚信祖国医学的博大精深。弘扬祖国医学的精粹，为今天所用，吸收外国医学的精髓，为中医所用，是我们应该做的。有一位中医院的院长说得好："用意大利面粉做出馒头、烙饼、疙瘩汤，那就是中餐。用中国的面粉制作出披萨、面包那就是西餐，只要味道纯正，还有必要考证面的来历吗？"先进的技术没有领域，先进的医术没有国界。

《易鸿奇传统刮痧疗法》的出版恰逢石景山卫生局社区中医之家的成立，中医之家的诞生使石景山社区中医的仁人志士有了自己的家。有了潜心研究中医适宜技术、提高自身医疗水平的基地。在这个家里，哪位有了心得，可以展示给大家，哪位有了困惑，家里的成员都可以敞开心扉，各抒己见，答疑解惑。理论与实操相结合，讨论与视教为一体。如果有含糊不清的，邀请明白的专家外援。在这里没有高低贵贱之分，就像微创视教一样，在登手术台之前不管多大的专家、教授都要脱掉所有的外衣，摘掉所有的光环，在同一刷手池处刷手，穿同样的手术服，戴同样的手术帽，用同样的消毒口罩与消毒手套，只露出他的眼睛。此时一切说教都觉得乏味，一切头衔都是过去式，展现给大家的只有精湛的医术。摘除的全不全，清扫的干不干净，处理突发事件的能力与应变经验，这是学习者所要得到的。笔者将《易鸿奇传统刮痧疗法》带到中医之家，抛砖引玉，以实践来证实它的实用价值，完善其理论。就像庞承泽老师嘱托的："继承发扬祖国医学，为全世界人民造福。"

最后，笔者在此特别感谢首都医科大学附属朝阳医院（西院）院长马迎民、院长助理黄爱萍，以及医院社区医疗部的李卫民主任，他们为中医搭建了非常好的平台，使得老、中、青三代中医有了发挥其特长、施展其国术的舞台。笔者在这个舞台工作了5年，现虽已年过花甲，但仍要不懈地追补这15年的遗缺，以免落伍。在此，笔者衷心地感谢医院各级领导、石景山区卫计委各级领导的关心、帮助与支持！

谢谢大家！

易鸿奇

2015年9月10日

弘扬中华传统文化
为保护人民健康
做贡献！

顾英奇 2016.1.18

顾英奇：中华人民共和国原卫生部副部长，中华预防医学会原会长，中国女医师协会会长，中国老年保健协会会长

1

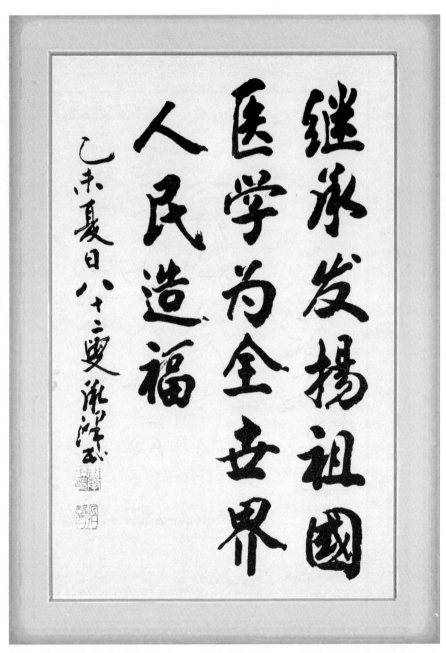

继承发扬祖国
医学为全世界
人民造福

乙未夏日八十三叟庞承泽书

庞承泽: 首都医科大学附属宣武医院原按摩科主任, 中国传统医学手法研究会理事长, 中国推拿学会副会长 (按摩大师、御医曹锡珍得意弟子), 中国按摩理事会副理事长

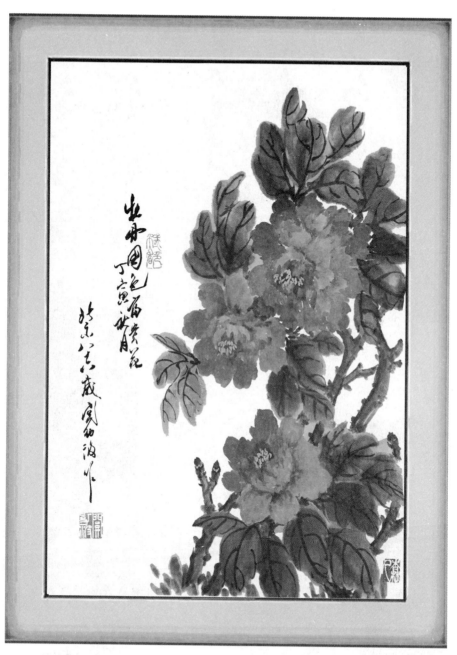

关幼波：首批全国名老中医、著名中医肝病专家关幼波送给笔者的墨宝

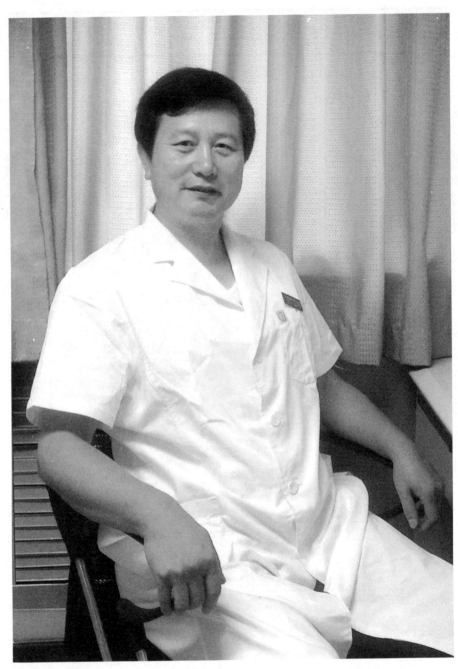

本书作者 易鸿奇

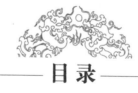

目 录

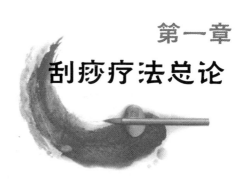

第一章
刮痧疗法总论

第一节 传统刮痧疗法简介

近年来刮痧疗法盛行。刮痧是祖国医学宝库中的宝贵遗产，它历史悠久，方法独特，简便安全，有痧出病除之功效，深受广大群众的欢迎。

刮痧疗法中的"刮"是一种手段，是利用手（四指弯曲，用第二、三指骨关节面）或工具（如小蚌壳、银币、铜币、铝币、刮舌抿子、剪刀把、瓷勺、瓷杯盖、小酒杯、纽扣、水牛角、花椒木板、玉石板等）在皮肤上做平行运动的一种方法。刮痧中的"痧"是因"刮"而使皮肤出现点状或点片状的瘀血红痕或瘀血红斑，而不是指人们通常所说的痧病[如痧子（麻疹）、烂喉痧或丹痧（猩红热）、风痧（风疹）、隐痧（荨麻疹）、绞肠痧（干霍乱）、痧气或痧胀等病。上述痧病多为湿热疫毒，热郁肺卫、阳明迫及营血而发于肌肤，在皮肤上出现红色点状或点片状的丘疹]。刮痧可疏通经脉，血活气通，使壅塞凝滞得以消除，使脏腑功能得到调节。

刮痧疗法中选择刮的部位是非常重要的。所刮部位应以脏腑、经络学说为理论依据，根据病情识别出是哪条经络、哪个脏腑的疾病，以及病的八纲关系，从整体出发辨证施治。

第二节　刮痧器具

传统刮痧疗法常使用的刮痧器具有石制板、玉石制具、花椒木制具等。

一、点刮板

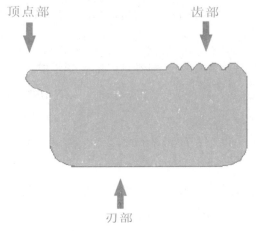

图1-1　易式点刮板

1. 刃部　刃部可以对全身施以刮术，是刮痧疗法中使用最广的部位（图1-1）。

2. 齿部　齿部专门对头部毛发处施以刮术，是刮痧疗法中作用最柔和、最独特的部分。

3. 顶点部　顶点部专门对靠近骨骼凹陷部位施点法与点刮术，是刮痧疗法中独具特色的使用部位。

二、玉石制具

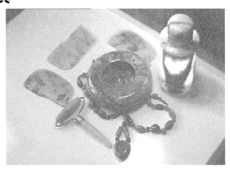

图1-2 著玉石制品

《名医别录》将玉列为上品。《本草纲目》金石部第八卷将玉石分玉、白玉髓、青琅、马脑（玛瑙）、宝石、水精（水晶）等项立说，对其药理作用介绍颇详。玉石主治五脏百病，可以柔筋强骨、安魂魄、长肌肉、益气、利血脉。以上药效多为玉石内服所见的功效，至于外用的作用，《圣济总录》记载："面身瘢痕，真玉日磨之，久则白。"现代研究表明，玉石具有高强度的电子衍射力，能释放出影响人体功能的生物电和刺激内分泌、调节新陈代谢的能量。玉石含有许多对人体有益的微量元素，如硒、砷、镍、铜、钴、锰、铬、铁等。常佩戴玉石可使这些微量元素经皮肤吸收而入体内，达到调节生理功能、祛病强身的目的。

将玉石制成刮痧器具，对头部进行按压与摩擦，会产生静电磁场，可疏通经络、镇静安神，从而使气血流畅，脏腑安和，对头疼、失眠、神经衰弱、高血压、脑血管疾病等有特殊疗效。长期使用可减皱祛斑、养颜润发、增强记忆。

三、花椒木制具

花椒木气味芳香，可以行气、活血、消炎、疏通经络、止痹痛。有

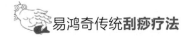

祛风寒、风湿的作用，可治疗老年性麻痹、腿痛，尤其对半身不遂的患者有不错的疗效。如今人们对花椒木有了深刻的认识，制作出了花椒木健身球、太极棒、按摩棒、按摩助力器、刮痧板等器具，通过长期的试验观察到，长期手摸身触这些制品，可以促进血液循环，解除麻木，软化血管，对高血压、冠心病、脑血栓、头痛、眩晕、项背酸痛、腰酸腿软、风湿性关节炎、感冒发热、咳嗽、哮喘、嗳气、消化不良、月经不调、痛经等有很好的疗效。

第三节　刮痧的基本手法

一、纵刮法

1．操作法　一手或双手持板，使板的刃部与所刮部位呈35°~45°角，由上往下纵向刮动，称为纵刮法（图1-3）。

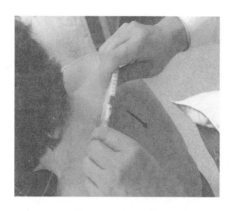

图1-3　纵刮法

2．适用区　颈后带、背部五条带、背侧带、八髎带、臀带、颈前带、胸中带、腹中带、肢体诸带等。

二、横刮法

1．操作法　一手持板，使板的刃部与所刮部位呈45°~105°角，由左向右或由右向左横向刮动，称为横刮法（图1-4）。

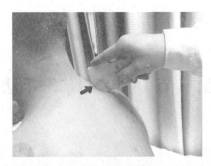

图1-4　横刮法

2．适应区　胸部两侧带、肋胁带、颈肩带、颞侧带等。

三、搂刮法

1．操作法　一手或双手持板，使板的刃部与所刮部位呈90°～105°角，由远端向近处（先由下向上，再横搂、向下）做似弧形、似搂回（向自己怀中搂回）的搂刮动作，称为搂刮法（图1-5）。

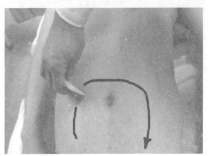

图1-5　搂刮法

2．适应区　大肠带、髂胁带。

四、锉旋刮法

1．操作法　双手持板，使板的刃部与所刮部位呈45°～90°角，自上斜向下方，如锉刀锉物样，进行螺旋式锉刮、旋刮，称为锉刮法或旋刮法，或合称为锉旋刮法（图1-6）。

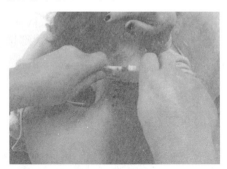

图1-6　锉旋刮法

2. 适应区　颈肩带、肩胛带。

五、轻刮指抹法

1. 操作法　一手持板，使板的刃部与所刮部位呈90°~110°角，另一手的食指紧跟在刮板的后面，刮板轻刮一下，食指跟随轻抹一下。此法称为轻刮指抹法（图1-7）。

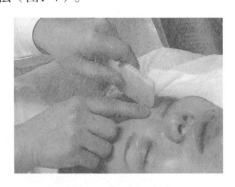

图1-7　轻刮指抹法

2. 适应区　面部诸带。

注意事项：颜面部施术，不宜出痧，影响美观，刮时要轻柔，刮后要速抹（抹为止痛之用）。另外，在面部刮痧，不要施油。

六、齿刮法

1. 操作法 一手持板,使板的齿部与头发的根部接触,呈90°~105°角,由下向上或由前向后呈阶梯状做断续轻刮动作,称为齿刮法(图1-8)。

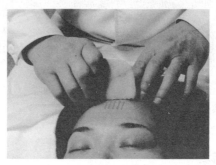

图1-8 齿刮法

2. 适应区 头部头发生长处。

七、齿旋法

1. 操作法 一手持板,使板的齿部与头发的根部接触,施旋转式前进的动作,称为齿旋法(图1-9)。

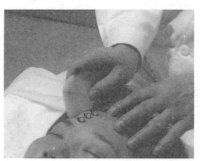

图1-9 齿旋法

2. 适应区 头部头发生长处。

八、点刮法

1. 操作法　一手持板，使板的顶点部接触所刮身体的骨骼凹陷处，以点为主、以刮为辅，这种方法称为点刮法（图1-10）。

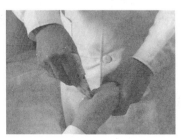

图1-10　点刮法

2. 适应区　肩周带、肘部带、手部带区、小腿诸带、踝足诸带、膝周带。

九、飞刮法

1. 操作法　一手持板，使板的刃部与所刮部位呈30°~45°角。由下向斜上方刮，落板重，起板轻，动作快，有刮板飞起之意，有时刮程的后三分之一会离开身体（图1-11）。

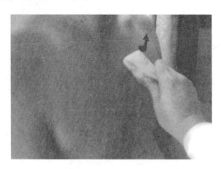

图1-11　飞刮法

2. 适应区　肩胛带、颞侧带、胸部两侧带、四肢诸带。

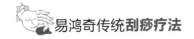
第四节　刮痧注意事项

一、刮痧的禁忌证

（1）各种破伤、烧伤、细菌感染处，不宜刮痧。

（2）痈、疖、疮、疡的溃破处，不宜刮痧。

（3）糖尿病的坏疽、坏疽性脓皮病等处，不宜刮痧。

（4）各种皮肤病传染期，不宜刮痧。

（5）自发性出血或损伤后出血，不宜刮痧。

（6）肿瘤、血管瘤部位，不宜刮痧。

（7）血小板过低期，不宜刮痧。

（8）妊娠期，不宜刮痧。

（9）急性心、脑病的发作期及抢救期，不宜刮痧。

（10）饥饿、疲劳、精神过度紧张者，不宜刮痧。

二、刮痧的一般常识

1．环境要求

（1）室内温度不宜过低，也不宜忽高忽低。

（2）刮痧时要避开风道，勿使风直接吹在所刮部位上。

（3）刮痧后要注意保温，不可受风，不可用冷水洗澡。

（4）若天冷，刮后须休息20分钟左右再离开诊室。若有条件，刮后可盖被卧床休息。

2．时间要求

（1）饭前半小时，饭后1小时内，不宜刮痧。

（2）每周可刮1~2次（干刮法次数不限）。

（3）头部施齿刮法、齿旋法、轻刮指抹法，每天可1~2次。

3．对术者的要求

（1）操作者的手法一定要熟练，力度要适宜，不要擦伤患者的皮肤。面部施刮法，不要出痧或刮红，以免影响美观。

（2）刮痧的过程中，患者的裸露部位不要过多，随刮随盖，注意保温。

（3）注意观察患者皮肤，刮痧时远离破损部位。

（4）注意观察患者的表情与神态，若有异常，立即停止操作。

（5）在刮头面部时，切勿施用刮痧油。

4．对受术者的要求

（1）受术者要全身放松，腹部受术时应仰卧，头部受术时头朝向施术者。

（2）背部受术时，一般应松开衣扣、腰带，倒骑在椅子上，双臂伏在椅子靠背上，背朝施术者。虚证患者最好俯卧位。

（3）由于术后经络已疏通、汗毛孔已张开，千万不要着风，不要用凉水洗澡。

（4）术后要适当饮用温开水，感冒者可在术后冲饮感冒冲剂，效果将会更好。

三、服药期间可以刮痧

刮痧本身就是一种很好的治疗方法，此疗法本身具备独立治病的功

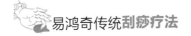

能，采用刮痧疗法治疗时，若正处在服用药物期间，仍可继续服用，因为刮痧疗法也具备帮助药物充分发挥其疗效的功能。

四、刮痧后的反应

1. 痒痛感　刮痧后局部产生血晕，在血晕部位可能有轻微的痒感与刺痛感。这是刮后的正常反应，一两天后就会消失。

2. 疲倦感　刮痧后有发困想睡觉或乏力的感觉，这是身体在接受治疗过程中正常的调节反应，是身体各项功能由紧张状态调整到舒缓状态的一种病愈状态。在时间、地点允许的情况下，可以充分休息。

3. 口内发干　刮痧后由于体液代谢功能的加强，口内有发干的现象，这属正常现象，要多饮水，饮水后要注意保温。

4. 排泄物的增加　刮痧后尿液增加、尿色变深、尿味加重，大便次数增多，这属于排毒反应的正常现象。

五、刮痧治疗的方向性

（1）刮痧一般按照"顺阴、逆阳"的经络走向施术，因为"顺经为补、逆经为泻"。刮痧疗法应当以"阴经多补少泻、阳经多泻少补"为原则施术。

（2）颞侧的四条带、鼻翼带、胸部两侧带为经验刮法常取部位。

（3）大肠带为大肠所在的位置，顺大肠生理走向施刮术，有助于增强大肠的蠕动功能。

第五节　刮痧诸带的名称、位置、主治与刮法

一、眉棱带

（1）位置：眉头至眉尾，眉棱骨上缘处（图1-12）。

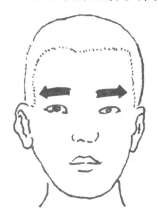

图1-12　眉棱带

（2）主治：头痛、眉棱骨痛、目视不明、流泪、目赤肿痛、眼睑下垂、口眼㖞斜、目翳。

（3）刮法：施轻刮指抹法。

二、额部带（共七条）

1. 额中带

（1）位置：前额中部，始于两眉之间，垂直上行于前发际处，呈纵

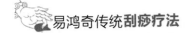
行条带状区域（图1-13）。

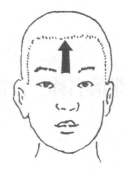

图1-13　额中带

（2）主治：头痛、眩晕、鼻衄、鼻渊、小儿惊风、失眠。

（3）刮法：施轻刮指抹法。

2. 眉头带（左右各一条）

（1）位置：眉头凹陷中，垂直上行于前发际呈纵行条带状区域，左右各一条（图1-14）。

（2）主治：头痛、眉棱骨痛、目视不明、目赤肿痛、眼睑下垂、口眼㖞斜、鼽衄。

（3）刮法：施轻刮指抹法。

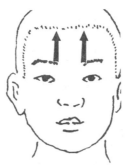

图1-14　眉头带

3. 眉腰带（左右各一条）

（1）位置：眉毛的中心垂直向上至发际，呈纵行条带状区域（图1-15）。

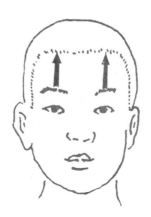

图1-15　眉腰带

（2）主治：头痛、眉棱骨痛、眼睑下垂、眼睑瞤动、目赤肿痛、目翳。

（3）刮法：施轻刮指抹法。

4．眉尾带（左右各一条）

（1）位置：眉梢的凹陷处向上至发际，呈纵行条带状区域（图1-16）。

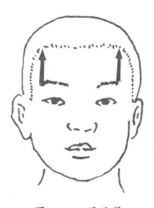

图1-16　眉尾带

（2）主治：头痛、目赤肿痛、眼睑瞤动、齿痛、癫、狂、痫。

（3）刮法：施轻刮指抹法。

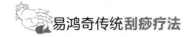
三、前顶带（共七条）

1. 前顶中带（或称神会带）

（1）位置：前发际正中直上1.5~2寸间（即督脉，约为神庭穴至囟会穴之间），呈纵行条带状区域（此带过头针区域里的舞蹈震颤控制区，见图1-17）。

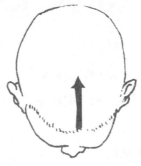

图1-17　前顶中带

（2）主治：头痛、眩晕、失眠、鼻渊、癫痫、帕金森病、舞蹈病。

（3）刮法：施齿刮法或齿旋法。

2. 前顶2号带（或称曲承带，左右各一条）

（1）位置：前顶正中旁开1.5寸，从前发际直上2~2.5寸（即膀胱经，约在曲差穴至承光穴之间）的纵行条带状区域（此带经过头针区域里的胸腔区、舞蹈震颤控制区，见图1-18）。

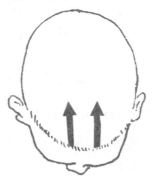

图1-18　前顶2号带

（2）主治：头痛、目眩、鼻塞、目视不明、支气管哮喘、胸部不适、帕金森病、舞蹈病。

（3）刮法：施齿刮法或齿旋法。

3．前顶3号带（或称临正带，左右各一条）

（1）位置：目正视直上，从前发际处直上2~2.5寸（即胆经，约为头临泣穴至正营穴之间）的纵行条带状区域（该带过头针胃区、舞蹈震颤控制区，见图1-19）。

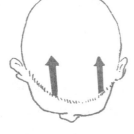

图1-19　前顶3号带

（2）主治：头痛、目眩、目赤肿痛、青盲、鼻塞、齿痛、面浮肿、胃炎、胃溃疡、上腹部不适、帕金森病、舞蹈病。

（3）刮法：施齿刮法或齿旋法。

4．前顶4号带（或称维上带，左右各一条）

（1）位置：额角发际直上2寸左右（为胃经，头维穴直上），呈纵行条带状区域（此带过头针生殖区、舞蹈震颤控制区，见图1-20）。

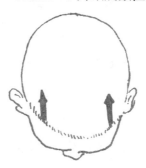

图1-20　前顶4号带

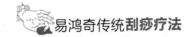

（2）主治：头痛、目眩、流泪、眼睑䀟动、功能性子宫出血、盆腔炎、子宫脱垂、帕金森病、舞蹈病。

（3）刮法：施齿刮法或齿旋法。

四、顶部带（共七条）

1. 顶中带（或称百会带）

（1）位置：头顶正中（即督脉，百会穴及两耳尖连线的中点）前后各约1.5寸间的纵行条带状区域（此区过头针运动区上点和感觉区上点，见图1-21）。

（2）主治：头顶痛、眩晕、中风、失语、脱肛、阴挺、不寐、失眠、健忘、鼻渊、癫、狂、痫、下肢躯干麻木或瘫痪。

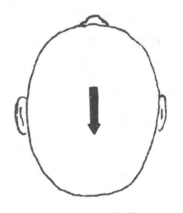

图1-21 顶中带

（3）刮法：施齿刮法或齿旋法。

2. 顶部2号带（或称通络带，左右各一条）

（1）位置：顶中带旁开1.5寸（即膀胱经，约在通天穴至络却穴之间）的条带状区域（此带过头针运动区上点、感觉区上点、足运感区，见图1-22）

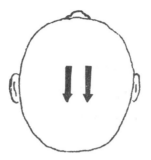

图1-22 顶部2号带

（2）主治：颠顶痛、眩晕、耳鸣、目疾、鼻塞、衄血、癫、狂、下肢瘫痪、疼痛、麻木、急性腰扭伤、夜尿、皮质性多尿、子宫下垂。

（3）刮法：施齿刮法或齿旋法。

3．顶部3号带（或称正灵带，左右各一条）

（1）位置：沿眉中线垂直上行达顶部，于该顶部前后各1.5寸间（即胆经，约在正营穴至承灵穴之间）的纵行条带状区域（此区过头针运动区中部、感觉区中部、运用区、语言二区，见图1-23）。

（2）主治：目视不明、眩晕、呕吐、头顶痛、偏头痛、口眼㖞斜、鼻塞、鼻衄、上肢疼痛或麻木、上肢感觉异常或瘫痪、失用症（肌力、肌张力基本正常，但存在技巧能力障碍，如不能解纽扣、拾硬币等）、命名性失语（健忘性失语，称呼"名称"能力障碍，如不会叫椅子，只能说是"坐的"，但别人叫椅子他能听懂）。

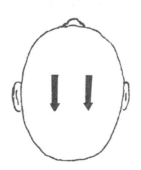

图1-23 顶部3号带

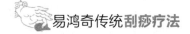

（3）刮法：施齿刮法或齿旋法。

4. 顶部4号带（或称神天带，左右各一条）

（1）位置：眉尾带直上顶部，前后1.5寸（即胆经，约在本神穴至天冲穴之间）的纵行条带状区域（此区过头针运动区中部、感觉区中部、运用区、语言二区，见图1-24）。

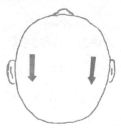

图1-24　顶部4号带

（2）主治：头顶痛、偏头痛、烦躁、口眼㖞斜、鼻塞、齿痛、上肢疼痛或麻木、感觉异常或瘫痪、失用症、命名性失语。

（3）刮法：施齿刮法或齿旋法。

五、枕部带（共七条）

1. 枕中带（或称强哑带）

（1）位置：脑后中部至后发际（即督脉，在强间、脑户、风府、哑门诸穴上）的纵行条带状区域（图1-25）。

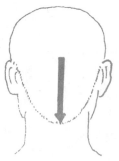

图1-25　枕中带

（2）主治：后头痛、中风、耳鸣、癫、狂、痫。

（3）刮法：施齿刮法或齿旋法。

2．枕部2号带（或称络玉带，左右各一条）

（1）位置：枕部中线旁开1.5寸，平行下行至后发际（即膀胱经，约在络却穴至玉枕穴之间）的纵行条带状区域（此区过头针视区，见图1-26）。

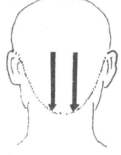

图1-26　枕部2号带

（2）主治：后头痛、偏头痛、眩晕、颈项强直、中风、落枕、皮质性视力障碍。

（3）刮法：施齿刮法或齿旋法。

3．枕部3号带（或称风池带，左右各一条）

（1）位置：平行于枕部2号带外侧，向下至后发际（即胆经，上起脑空穴上1.5寸，下至风池穴）约3寸间的位置（此带过头针平衡区，见图1-27）。

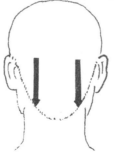

图1-27　枕部3号带

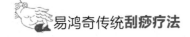

（2）主治：后头痛，偏头痛，颈项强直，中风，感冒，热病，小脑疾病引起的共济失调、平衡障碍、头晕，脑干功能障碍引起肢体麻木、瘫痪。

（3）刮法：施齿刮法或齿旋法。

4．枕部4号带（或称天完带，左右各一条）

（1）位置：平行于枕部3号带外侧，向下至后发际（即胆经，约在天冲穴至完骨穴之间）间的纵行条带状区域（此区经过头针语言三区，见图1-28）。

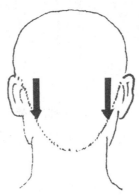

图1-28　枕部4号带

（2）主治：后头痛、偏头痛、颈项强直、中风、感冒、热病、耳鸣、口眼㖞斜、感觉性失语（患者理解言语能力障碍，答非所问）。

（3）刮法：施齿刮法或齿旋法。

六、项带（五条）

1．项中带（或称大椎带）

（1）位置：第一颈椎至第七颈椎（即督脉，哑门穴至大椎穴）间的纵行条带状区域（图1-29）。

（2）主治：热病、咳嗽、气喘、头痛、项强、舌强不语、癫、狂、痫、疟疾。

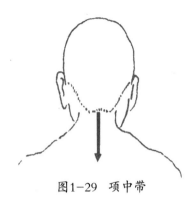

图1-29　项中带

（3）刮法：施纵刮法。

2．项部2号带（或称天杼带，左右各一条）

（1）位置：项中线上部旁开1.3寸，下部旁开1.5寸（即膀胱经，天柱穴至大杼穴）的纵行条带状区域（图1-30）。

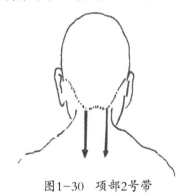

图1-30　项部2号带

（2）主治：感冒、咳嗽、发热、项强、肩背痛、鼻塞、头痛、癫、狂、痫。

（3）刮法：施纵刮法。

3．项部3号带（左右各一条）

（1）位置：项中线上部旁开2.6寸，下部旁开3寸的纵行条状带区域（图1-31）。

（2）主治：感冒、咳嗽、气喘、热病、头痛、眩晕、项强、中风、目赤肿痛、鼻渊。

（3）刮法：施纵刮法。

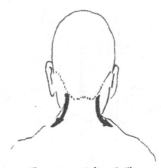

图1-31　项部3号带

七、项肩带（或称三肩带，左右各一条）

（1）位置：肩部斜方肌、肩胛提肌、冈上肌等部位（即胆经，肩井穴至大肠经巨骨穴，至三焦经肩髎穴），即由大椎旁开3寸斜向肩峰的斜行条状带区域（图1-32）。

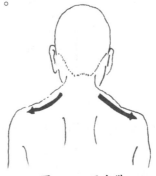

图1-32　项肩带

（2）主治：头项强痛、上肢痹痛不遂、乳痈、乳汁不下、瘰疬、瘿气。

（3）刮法：施锉旋刮法或飞刮法。

八、背部五条带及肩胛带、背侧带

（一）心肺带（五条带）

1. 心肺中带（或称陶神带）

（1）位置：第一胸椎至第六胸椎（即督脉，陶道穴至神道穴）间的纵行条带状区域（图1-33）。

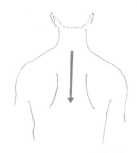

图1-33　心肺中带

（2）主治：感冒、热病、脊强、咳嗽、气喘、癫痫、心悸、健忘。

（3）刮法：施纵刮法。

2. 心肺2号带（或称风心带，左右各一条）

（1）位置：心肺中带旁开1.5寸（即膀胱经，风门穴至心俞、督俞等穴）间的纵行条带状区域（图1-34）。

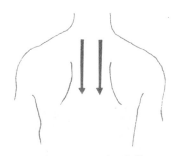

图1-34　心肺2号带

（2）主治：感冒、咳嗽、气喘、心痛、胸闷、惊悸、失眠、健忘、骨蒸、潮热、盗汗、梦遗。

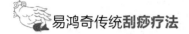

（3）刮法：施纵刮法。

3. 心肺3号带（或称附神带，左右各一条）

（1）位置：心肺中带旁开3寸（即膀胱经，附分穴至神堂穴）间的纵行条带状区域（图1-35）。

（2）主治：感冒、咳嗽、气喘、热病、健忘、胸闷、脊背强痛、肘臂麻木、遗精。

（3）刮法：施纵刮法。

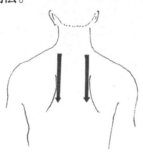

图1-35　心肺3号带

（二）肩胛带（左右各一条）

（1）位置：肩胛冈（即小肠经秉风、曲垣、天宗等穴）处，呈"J""L"形带状区域（图1-36）。

（2）主治：肩胛痛、上肢麻木、气喘、乳痈。

（3）刮法：施纵刮法、横刮法或飞刮法。

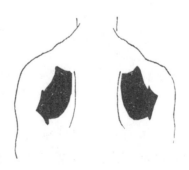

图1-36　肩胛带

（三）消化带（五条带）

1. 消化中带（或称至脊带）

（1）位置：第七胸椎至第十二胸椎（即督脉，至阳穴至脊中穴）间的纵行条带状区域（图1-37）。

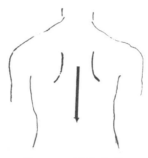

图1-37 消化中带

（2）主治：胃痛、消化不良、胸胁胀满、小儿疳疾、痔疾、泄泻、癫痫、脱肛、脊强。

（3）刮法：施纵刮法。

2. 消化2号带（或称膈胃带，左右各一条）

（1）位置：消化中带旁开1.5寸（膈俞穴至胃俞穴）间的纵行条带状区域（图1-38）。

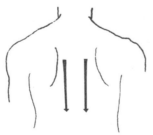

图1-38 消化2号带

（2）主治：胃脘痛、胸胁痛、呕吐、呃逆、腹胀、口苦、泄泻、潮热、气喘、目赤、目眩、雀目、癫、狂、痫、脊背痛。

（3）刮法：施纵刮法。

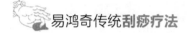

3．消化3号带（或称关仓带，左右各一条）

（1）位置：消化中带旁开3寸（即膀胱经，膈关穴至胃仓穴）间的纵行条带状区域（图1-39）。

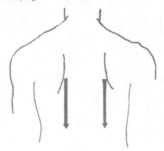

图1-39　消化3号带

（2）主治：腹胀、肠鸣、嗳气、呕吐、泄泻、小儿食积、胃脘痛、腹痛、胸胁痛、背痛。

（3）刮法：施纵刮法。

（四）泌尿生殖带（五条带）

1．泌尿生殖中带（或称悬长带）

（1）位置：第一腰椎至尾骨尖（即督脉，悬枢穴至长强穴）间的纵行条带状区域（图1-40）。

（2）主治：阳痿、遗精、带下、月经不调、腹痛、便秘、泄泻、痔疾、腰肌强痛、下肢痿痹。

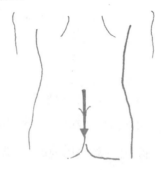

图1-40　泌尿生殖中带

（3）刮法：施纵刮法。

2．泌尿生殖2号带（或称三关带，左右各一条）

（1）位置：泌尿生殖中带旁开3寸（即第一腰椎旁的三焦俞穴至第五腰椎旁的关元俞穴）间的纵行条带状区域（图1-41）。

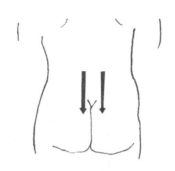

图1-41 泌尿生殖2号带

（2）主治：尿频、尿急、遗尿、遗精、阳痿、痛经、月经不调、白带、水肿、耳鸣、耳聋、腰痛、腹胀、肠鸣、呕吐、便秘、泄泻。

（3）刮法：施纵刮法。

3．泌尿生殖3号带（或称肓志带，左右各一条）

（1）位置：泌尿生殖中带旁开3寸（即膀胱经，肓门至志室穴）间的纵行条带状区域（图1-42）。

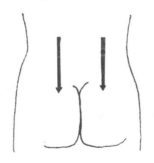

图1-42 泌尿生殖3号带

（2）主治：遗精、阳痿、水肿、小便不利、腹痛、痞块、乳疾、腰脊强痛。

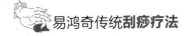

（3）刮法：施纵刮法。

（五）背侧带（左右各一条）

（1）位置：平行于消化3号带、泌尿生殖3号带外侧的纵行条带状区域（图1-43）。

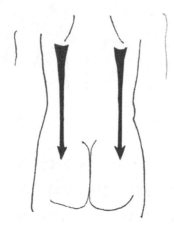

图1-43　背侧带

（2）主治：感冒、发热、气喘、胁肋痛、腹痛、岔气、呃逆、背肌痛。

（3）刮法：施纵刮法。

九、八髎带（左右各一条）

（1）位置：第一骶骨至第四骶骨周围（即膀胱经上髎穴、次髎穴、中髎穴、下髎穴，周围包括小肠俞、膀胱俞、中膂俞、胞肓诸穴）间的纵行带状区域（图1-44）。

（2）主治：月经不调、痛经、带下、阴挺、遗精、阳痿、疝气、腹痛、腰骶痛、下肢痹痛、小便不利、遗尿、泄泻、便秘。

（3）刮法：施纵刮法。

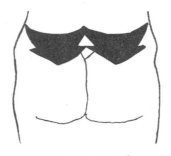

图1-44　八髎带

十、臀带（左右各一条）

（1）位置：臀大肌周围，下至臀横纹（包括膀胱经白环俞、秩边、会阳、承扶诸穴）之间的带状区域（图1-45）。

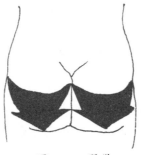

图1-45　臀带

（2）主治：泄泻、便秘、痔疾、阳痿、带下、腰骶臀股疼痛、下肢痿痹。

（3）刮法：施纵刮法。

十一、颞侧带（左右各四条）

1. 太听带（左右各一条）

（1）位置：眉梢与目外眦之间向后约1寸处凹陷中至耳屏前，下颌

31

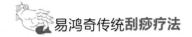

骨髁状突的后缘，张口呈凹陷处（即太阳穴至小肠经的听宫穴）的斜行条带状区域（图1-46）。

（2）主治：头痛、偏头痛、目疾、耳鸣、耳聋、口眼㖞斜、眼睑瞤动、齿痛、癫、狂、痫。

（3）刮法：太阳、听宫两穴施点法加轻柔；在太听带施轻刮指抹法。

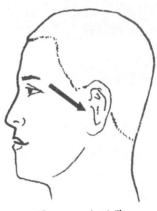

图1-46　太听带

2．太孙带（左右各一条）

（1）位置：眉梢与目外眦之间向后约1寸处凹陷中至耳尖处发际（即太阳穴至三焦经的角孙穴）间的斜行条带状区域（图1-47）。

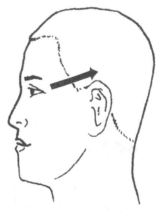

图1-47　太孙带

（2）主治：头痛、偏头痛、目疾、耳鸣、耳聋、齿痛、颊肿、项强。

（3）刮法：太阳穴施点法加轻柔；在太孙带施齿刮法或齿旋法。

3. 太率带（左右各一条）

（1）位置：眉梢与目外眦之间向后约1寸处凹陷中至耳尖直上，入发际1.5寸（太阳穴至胆经的率谷穴）间的斜行条带状区域（此带过头针运动区下部、感觉区下部、舞蹈震颤控制区、晕听区、语言三区，见图1-48）。

（2）主治：头痛、偏头痛、目疾、眩晕、耳鸣、听力下降、小儿惊风、运动性失语、流涎、发音障碍、感觉性失语、对侧面部麻木、颞颌关节炎、帕金森病。

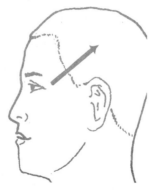

图1-48 太率带

（3）刮法：太阳穴施点法加轻柔；太率带施齿刮法或齿旋法。

4. 太维带（左右各一条）

（1）位置：眉梢与目外眦之间向后约1寸处凹陷中斜至发角上方5分处（即太阳穴至胃经的头维穴）间的斜行条带状区域（图1-49）。

（2）主治：头痛、偏头痛、目眩、流泪、眼睑瞤动、口痛。

（3）刮法：太阳穴施点法加轻柔；太维带施齿刮法或齿旋法。

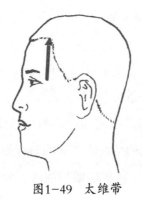

图1-49　太维带

十二、鼻翼带（左右各一条）

（1）位置：目内眦角略上方至鼻翼旁5分（为膀胱经至大肠经，即睛明穴至迎香穴）间的条带状带区域（图1-50）。

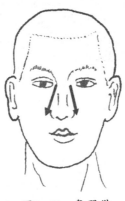

图1-50　鼻翼带

（2）主治：鼻塞流涕、目赤肿痛。

（3）刮法：施轻刮指抹法。

十三、下仓带（左右各一条）

（1）位置：耳前颧弓下缘凹陷处（合口有陷，开口则闭）至口角旁开4分（即胃经的下关穴至地仓穴）间的条带状区域（图1-51）。

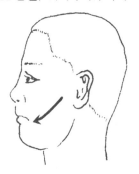

图1-51 下仓带

（2）主治：耳鸣、耳聋、口眼㖞斜、齿痛。

（3）刮法：施轻刮指抹法。

十四、听迎带（左右各一条）

（1）位置：耳垂前缘凹陷中过耳下缺口前至下颌角前1.3寸凹陷中（小肠经—胆经—胃经，即听宫穴至听会穴至大迎穴）间的带状区域（图1-52）。

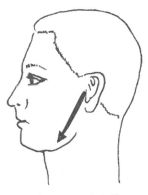

图1-52 听迎带

（2）主治：耳鸣、耳聋、口眼㖞斜、三叉神经痛。

（3）刮法：施轻刮指抹法。

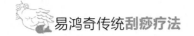

十五、颈部带（三条）

1. 颈中带（或称廉天带）

（1）位置：舌骨体上缘中点至胸骨上窝正中（任脉廉泉穴至天突穴）间的纵行条带状区域（图1-53）。

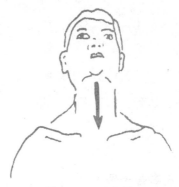

图1-53 颈中带

（2）主治：咳嗽、气喘、咽喉肿痛、暴喑、瘿气、梅核气、舌下肿痛、舌下流涎、舌强不语、胸痛。

（3）刮法：施纵刮法。

2. 颈侧带（左右各一条）

（1）位置：颈中带两侧（内含手三阳经和足阳明胃经）的带状区域（图1-54）。

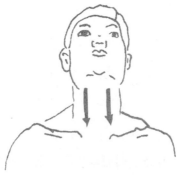

图1-54 颈侧带

（2）主治：咽喉肿痛、咳嗽、气喘、暴喑、瘿气、呃逆、耳鸣、耳聋、颈项痛、缺盆中痛。

（3）刮法：施纵刮法。

十六、胸部带（三条）

1．胸中带（或称璇中带）

（1）位置：胸骨柄中央至胸剑联合中点（即任脉的璇玑穴至中庭穴）间的纵行条带状区域（图1-55）。

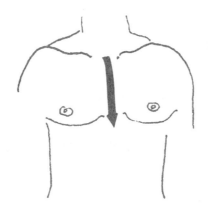

图1-55　胸中带

（2）主治：咳嗽、气喘、咽喉肿痛、胸痛、心悸、乳少、呕吐、呃逆。

（3）刮法：施纵刮法。

2．胸部两侧带（左右各一条）

（1）位置：胸大肌处（手足三阴经及手足阳明经、手少阳经等从该带中穿过）的横行带状区域（图1-56）。

（2）主治：咳嗽、气喘、呃逆、胸闷、胸痛、心悸、胸胁胀满。

（3）刮法：施横刮法、飞刮法、锉旋刮法。

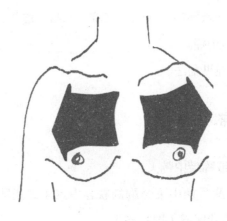

图1-56 胸部两侧带

十七、上腹中带

（1）位置：剑突下至肚脐（即任脉的鸠尾穴至神阙穴）间的纵行条带状区域（图1-57）。

（2）主治：胸痛、腹痛、腹胀、吞酸、食欲缺乏、泄泻、心悸、癫、狂、痫。

（3）刮法：施纵刮法。

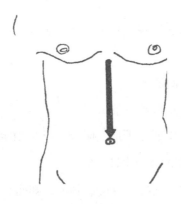

图1-57 上腹中带

十八、上胁带

（1）位置：第四肋至十二肋间的斜行带状区域（内含有胆经诸穴，见图1-58）。

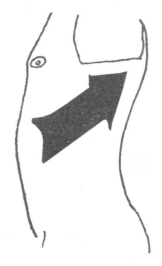

图1-58 上胁带

（2）主治：胸满胁痛、气喘、岔气、吞酸、上肢痹痛。

（3）刮法：施横刮法、飞刮法、锉旋刮法。

十九、大肠带

（1）位置：脐周围。①从右侧髂窝上行过脐上；②向左行过腹中线旁开4寸；③下行至左髂嵴；④右行至第三骶椎止（即升结肠、横结肠、降结肠、乙状结肠的生理位置，见图1-59）。

（2）主治：腹胀、腹痛、肠鸣、便秘、泄泻。

（3）刮法：施搂刮法。

易鸿奇传统**刮痧疗法**

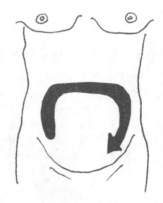

图1-59 大肠带

二十、小肠带（三条）

1．小肠中带

（1）位置：脐下至耻骨联合处上缘（即任脉的阴交穴至曲骨穴）间的纵行条带状区域（图1-60）。

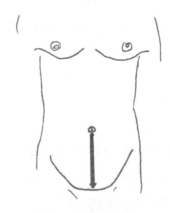

图1-60 小肠中带

（2）主治：腹痛、泄泻、便秘、小便不利、遗尿、疝气、遗精、阳痿、月经不调、经闭、带证、不孕。

（3）刮法：施纵刮法。

40

2．小肠两侧带（左右各一条）

（1）位置：平行于小腹中带两侧的区域（图1-61）。

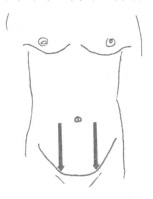

图1-61 小肠两侧带

（2）主治：腹胀、腹痛、呕吐、泄泻、便秘、不孕、经闭、带下、月经不调、疝气。

（3）刮法：施纵刮法。

二十一、髂胁带

（1）位置：由第十一肋至髂前上棘处（此带内含有肝经的章门穴，胆经的京门、带脉、五枢、维道诸穴，见图1-62）。

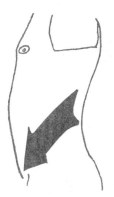

图1-62 髂胁带

（1）主治：腹胀、痞块、腹痛、胁痛、腰胁痛、经闭、带下、疝气、阴挺、下肢痿痹。

（2）刮法：施纵刮法。

二十二、肩部带（各三条）

肩部带包括肩前带、肩侧带、肩后带共三条。

（1）位置：肩部三角肌处（图1-63）。

（2）主治：肩周炎、肩背痛、胸痛。

（3）刮法：施纵刮法、锉旋刮法、点刮法。

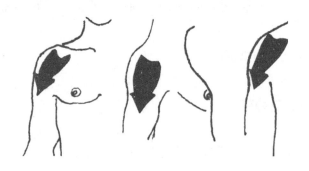

图1-63　肩部带

二十三、大臂带（左右臂各六条）

1．大臂内前带

（1）位置：肱二头肌外缘，上接三角肌，下至肘横纹处（即肺经天府穴至尺泽穴，见图1-64）。

（2）主治：咳嗽、气喘、臑痛。

（1）刮法：施纵刮法。

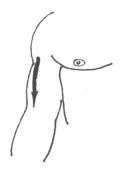

图1-64　大臂内前带

2．大臂内中带

（1）位置：肱二头肌中部至肘横纹（即心包经的天泉穴至曲泽穴）间的条带状区域（图1-65）。

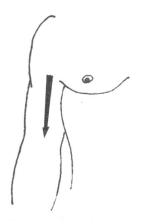

图1-65　大臂内中带

（2）主治：心痛、心悸、胸胁胀痛、咳嗽、胃痛、臂痛、肘臂挛痛。

（3）刮法：施纵刮法。

3．大臂内后带

（1）位置：肱二头肌中部至肘横纹（即心经的极泉穴至少海穴）间的条带状区域（图1-66）。

（2）主治：心痛、头痛振寒、咽干烦渴、腋胁痛、肘臂挛痛。

43

（3）刮法：施纵刮法。

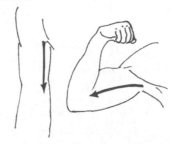

图1-66 大臂内后带

4．大臂外前带

（1）位置：肱骨桡侧，三角肌下端，肱三头肌外侧头的前缘至桡侧腕长伸肌起始部（即大肠经的臂臑穴至曲池穴）的纵行条带状区域（图1-67）。

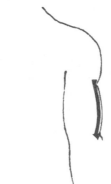

图1-67 大臂外前带

（2）主治：心痛、头痛振寒、咽干烦渴、腋胁痛、肘臂挛痛。

（3）刮法：施纵刮法。

5．大臂外中带

（1）位置：肱骨上端背面，肱三头肌中部至尺骨鹰嘴（即三焦经的臑会穴至天井穴）间的条带状区域（图1-68）。

（2）主治：上肢痹痛、头痛、偏头痛、耳聋、齿痛、目黄、癫痫。

（3）刮法：施纵刮法。

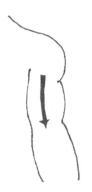

图1-68 大臂外中带

6. 大臂外后带

（1）位置：肩胛骨外侧缘至肱骨内上髁（即小肠经的肩贞穴至小海穴）间的条带状区域（图1-69）。

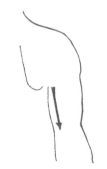

图1-69 大臂外后带

（2）主治：肩臂疼痛、耳鸣、癫痫。

（3）刮法：施纵刮法。

二十四、肘窝带

（1）位置：肘横纹上下约2寸宽的条带状区域（图1-70）。

（2）主治：热病、咽喉肿痛、小儿惊风、心痛、心悸、胃痛、肘臂挛痛。

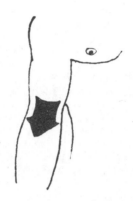

图1-70 肘窝带

（3）刮法：施纵刮法。

二十五、前臂带（左右各六条）

1. 前臂内桡侧带

（1）位置：桡侧肘横纹至腕横纹（即肺经的孔最穴至太渊穴）间的条带状区域（图1-71）。

（2）主治：咳嗽、气喘、咳血、头痛、项强、咽喉肿痛、口眼㖞斜、肘臂挛痛、胸痛。

（3）刮法：施纵刮法。

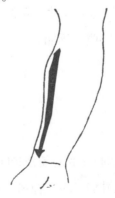

图1-71 前臂内桡侧带

2．前臂内中带

（1）位置：肘横纹中部至腕横纹中部（即心包经的曲泽穴至大陵穴）间的条带状区域（图1-72）。

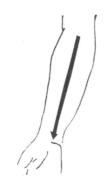

图1-72　前臂内中带

（2）主治：热病、胸闷、心痛、心悸、失眠、眩晕、偏头痛、呕吐、肘臂挛痛。

（3）刮法：施纵刮法。

3．前臂内尺侧带

（1）位置：尺侧肘横纹至腕横纹（即心经的少海穴至神门穴）间的纵行条带状区域（图1-73）。

（2）主治：心烦、心痛、心悸、怔忡、骨蒸、盗汗、失眠、健忘、舌强不语、暴喑、肘臂挛痛。

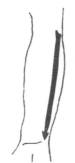

图1-73　前臂内尺侧带

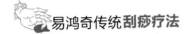

（3）刮法：施纵刮法。

4．前臂外桡侧带

（1）位置：肘横纹外端至腕背横纹桡侧端（即大肠经的曲池穴至阳溪穴）间的条带状区域（图1-74）。

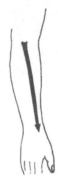

图1-74 前臂外桡侧带

（2）主治：齿痛、颊肿、头痛、眩晕、腹痛、腹胀、肠鸣、手臂麻木、上肢不遂。

（3）刮法：施纵刮法。

5．前臂外中带

（1）位置：肱骨下端后面鹰嘴窝至腕背横纹间的纵行条带状区域（三焦经纵穿此带，见图1-75）。

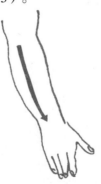

图1-75 前臂外中带

（2）主治：偏头痛、头痛、耳鸣、耳聋、齿痛、暴喑、目赤肿痛、胁肋痛、肩背痛、上肢痹痛、便秘。

（3）刮法：施纵刮法。

6. 前臂外尺侧带

（1）位置：前臂外尺侧，肘至腕间的纵行条带状区域（小肠经纵穿此带，见图1-76）。

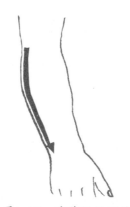

图1-76 前臂处尺侧带

（2）主治：头痛、目眩、目视不明、耳鸣、项强、热病、指挛腕痛、臂肘酸痛。

（3）刮法：施纵刮法。

二十六、大腿带（左右各四条）

1. 大腿内侧带

（1）位置：腹股沟内侧至腘横纹内侧间的条片状区域（足三阴经纵穿此带，见图1-77）。

（2）主治：腹股沟肿痛、小便不利、遗尿、腹痛、疝气、带下、崩漏、阴挺、阴痒、睾丸肿痛、阳痿、遗精、嗜卧、膝腘酸痛、膝部肿痛。

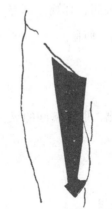

图1-77　大腿内侧带

（3）刮法：施纵刮法。

2. 大腿前侧带（含膝周带）

（1）位置：髂前棘至髌骨间的条带状区域（足阳明胃经纵穿此带，见图1-78）。

（2）主治：阳痿、阴肿、疝气、月经不调、不孕、乳痈、胃痛、腰膝冷痛、膝关节肿痛及屈伸不利、脚气。

（3）刮法：施纵刮法、点法（膝关节痛时，可在髌骨下缘内外膝眼处，用点刮板的顶点部施点法2~3分钟）。

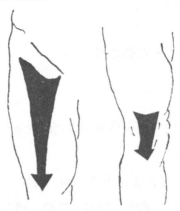

图1-78　大腿前侧带（含膝周带）

3．大腿外侧带

（1）位置：股骨大转子高点与骶管裂孔连线，下至横纹外侧间的纵行条片状区域（胆经纵穿此带，见图1-79）。

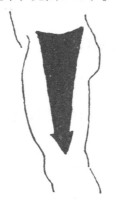

图1-79　大腿外侧带

（2）主治：腰痛、坐骨神经痛、股外皮神经炎、下肢痿痹、遍身瘙痒、膝肿痛。

（3）刮法：施纵刮法（于环跳、风市、阳关诸穴施点法，各2~3分钟）。

4．大腿后侧带（含腘窝带）

（1）位置：臀横纹至横纹间条片带状区域（膀胱经纵穿此带，见图1-80）。

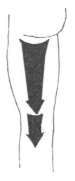

图1-80　大腿后侧带（含腘窝带）

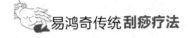

（2）主治：腰骶臀股痛、坐骨神经痛、下肢痿痹、腿足挛痛、腹满、腹痛、小便不利、遗尿。

（3）刮法：施纵刮法。

二十七、小腿带（左右各四条）

1. 小腿内侧带

（1）位置：横纹内侧至内踝间的纵行条带状区域（足三阴经纵穿此带，见图1-81）。

（2）主治：腹胀、腹痛、肠鸣、泄泻、小便不利、遗尿、水肿、月经不调、痛经、带下、阴挺、遗精、阳痿、疝气、热病汗不出、下肢痿痹、膝痛、足踝痛。

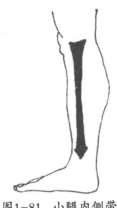

图1-81　小腿内侧带

（3）刮法：施纵刮法。

2. 小腿前侧带

（1）位置：髌骨下缘至足背横纹间的纵行条带状区域（胃经纵穿此带，见图1-82）。

（2）主治：下肢痹痛、转筋、脚气、胃痛、呕吐、噎嗝、泄泻、便秘、乳痈、肠痈、水肿、虚劳羸瘦、头痛、眩晕、癫、狂、痫。

（3）刮法：施纵刮法、点刮法（在足三里、丰隆、解溪等穴处，可点2~3分钟）。

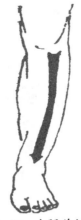

图1-82　小腿前侧带

3．小腿外侧带

（1）位置：腓骨小头外侧至外踝间的纵行条带状区域（胆经纵穿此带，见图1-83）。

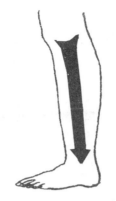

图1-83　小腿外侧带

（2）主治：小腿麻木、肿痛、下肢痿痹、胸胁胀满、口苦、小儿惊风。

（3）刮法：施纵刮法。

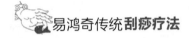

4．小腿后侧带

（1）位置：腘横纹至足跟间的纵行条带状区域（膀胱经纵穿此带，见图1-84）。

（2）主治：腰腿拘急、跟踝肿痛、后头痛、头痛、目眩、衄血、痔疾。

（3）刮法：施纵刮法。

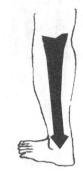

图1-84　小腿后侧带

二十八、手部带

（1）位置：腕横纹至指尖。

（2）主治：腕、掌、指关节肿痛、麻木、拘挛、屈伸不利，手腕及臂部疼痛，头痛项强，口眼㖞斜，喉痹，耳鸣耳聋。

1）掌部带（图1-85）。

a．掌背部（图1-85A）：风寒感冒、腹痛腹胀、肠鸣腹泻、身热无汗。

b．掌心部（图1-85B）：虚烦内热、烦渴、咳嗽痰喘、胸闷、纳呆、腹胀、呕吐。

2）掌部指带：

a．鱼际至拇指带：咳嗽、咽喉肿痛、鼻衄、发热、失音（图1-86①）。

b. 合谷至食指带：头痛、齿痛、颌肿、目赤肿痛、耳聋、痄腮、咽喉肿痛、热病（图1-86②）。

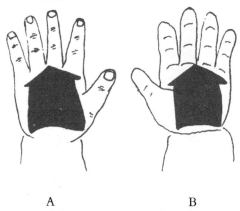

A   B

图1-85　掌部带

c. 劳宫至中指带：心痛、心悸、舌强肿痛、口臭、口疮、呕吐（图1-86③）：

3）指部带：

a. 中渚至环指带：耳鸣、耳聋、目赤、头痛、咽喉肿痛、热病。（图1-86④）

b. 小鱼际至小指带：心悸、心痛、胸胁痛、目翳、咽喉肿痛、乳痛、乳少、热病、口臭、口疮、呕吐（图1-86⑤）。

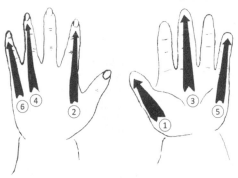

图1-86　指部带

c. 后溪至小指带：头项强痛、咽喉肿痛、耳聋、目赤、腰背痛、手指及肘臂挛痛（图1-86⑥）。

（3）治法：施点刮法、纵刮法。

二十九、足部带

（1）位置：足踝部至足趾部（图1-87、图1-88）。

（2）主治：足踝、跟、掌、趾部的疼痛、肿胀、麻木、冷痛、拘挛。

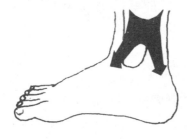 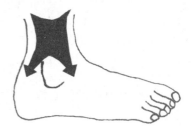

图1-87 足内踝部　　　　　　　图1-88 足外踝部

1）足内踝部：内踝痛、月经不调、痛经、经闭、阴挺、带下、遗精、阳痿、癃闭。

2）足外踝部：外踝痛、头痛、项强、眩晕、腰痛、下肢痿痹。

3）足背部：足痿无力、头痛、眩晕、面肿、齿痛、胃痛、腹胀、泄泻（图1-89）。

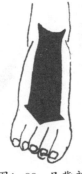

图1-89 足背部

4）足跟部：足跟痛、下肢痿痹、坐骨神经痛、癃闭、遗尿、气喘（图1-90）。

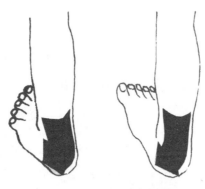

图1-90　足跟部

5）足底部（图1-91）：

a. 足掌部：头痛、目眩、失眠、多梦、大便秘结、小便不利、高血压。

b. 足跟部：跟骨底痛、月经不调、带下、遗精。

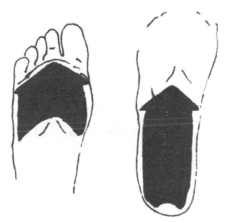

图1-91　足掌部、足跟部

6）趾部（图1-92、图1-93）：

a. 足大趾：惊风、多梦、热病、腹胀、胃痛、癫痫、遗尿、经闭、

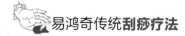

呕吐。

　　b.足二趾：前头痛、齿痛、衄衊、咽喉肿痛、腹胀、热病。

　　c.足三趾：头痛、鼻塞流涕、咳嗽、气喘。

　　d.足四趾：头痛、耳鸣、耳聋、咽喉肿痛、热病、胁痛。

　　e.足小趾：头痛、目痛、鼻塞、衄衊、便秘、泄泻、胎位不正。

　　f.足掌趾部带：头部疾患，包括眼耳疾患。

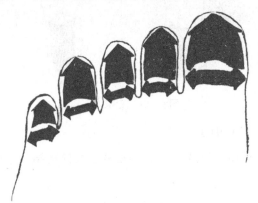

图1-92　足掌趾部带

　　g.足背趾部带：咽喉、颌、牙部疾患。

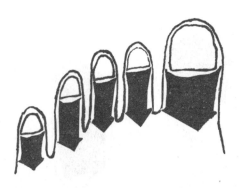

图1-93　足背趾侧带

　　（3）刮法：施点刮法、纵刮法。

第六节　刮痧疗法选带原则

刮痧时应根据脏腑学说、经络学说、八纲辨证的中医基本理论，在辨证论治的原则指导下，结合经络的功能、特性，严密组合，进行相应的配带处方，做到有章有法，标本兼顾，急缓适宜，主次分明，灵活多变。刮痧疗法具有"急者治其标，缓者治其本"的特点，刮痧带的组方配伍亦有主次之异。另外，还应配合其他施治方法以达到"杂合以治，各得所宜"的目的。

1. 相应部位选带　相应部位选带是指选取病痛、病症所在部位或邻近部位的刮痧带。如鼻病取鼻翼带，头痛取头部带，肩周炎取肩周带，感冒取心肺带，咳嗽取颈部带、胸部带、心肺带，便秘取消化带、大肠带，坐骨神经痛取臀部带、大腿外侧带或大腿后侧带。

2. 随证选带　随证选带也称对证选带，是根据刮痧带的功能主治而提出的。如感冒发热取项部的大椎带、手部的合谷至食指带及肘窝带，阴虚发热、盗汗取小臂内尺侧带和小腿内侧带，气病胸闷气促取胸中带（因胸中带内含有气会膻中穴），筋病取小腿外侧带（此带内含有筋会阳陵泉穴），虚喘取泌尿生殖带。

3. 循经选带　循经选带是根据经络的主要功能提出的，是在病痛较远的部位选带。如胃痛取小腿前侧带，咳嗽、咯痰取小臂内侧桡带及掌部诸带、足部诸带，腰痛取小腿后侧带，气喘取小臂内侧桡带、小臂外侧桡带、掌部带。

以上三法，既可单独选取，又可相互配合。针对病变轻重缓急及病变个体和时间、地点的不同，治有先后，因人、因时、因地制宜，才能

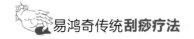

获得满意的治疗效果。

第七节 刮痧疗法中的补法与泻法

一、泻法

1. 逆经法 逆着经络走向施刮术为泻法。此法以"逆经为泻"为理论根据。

2. 湿刮法 施术前应在所刮部位先涂一点润滑剂，然后再施速刮或重刮法，该法以出痧为目的。对实证、热证、表证多用湿刮法，即"重刮为泻"。所刮部位多在项部、背部、胸部、胁部。

二、补法

1. 顺经法 顺着经络走向施刮术为补法。此法以"顺经为补"为理论根据。

2. 干刮法 所刮部位不用任何润滑剂，但在刮痧带内应施以反复轻刮术，不以出痧而以渗透为目的。对虚证、寒证、里证多用此法，即"轻刮为补"。所刮部位多在头面部、小腹部、少腹部、四肢部。

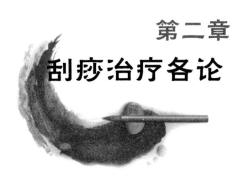

第二章
刮痧治疗各论

一、头痛

（一）病因病机

头痛一般分为外感与内伤两类。外感多因六淫邪气侵袭，上扰清窍，壅滞络脉，络脉不通。外感头痛以风邪为主，或风邪夹寒邪，凝滞血脉，络道不通，不通则痛；或风邪夹热邪，风热炎上，清窍被扰，而发头痛；或风邪夹湿邪，阻遏阳气，蒙蔽清窍，而致头痛。内伤头痛与肝、脾、肾三脏最为密切。头痛病机概括起来为风、火、痰、瘀、虚五字。外感头痛属表属实，一般病程短，预后较好。内伤头痛较为复杂，气血亏虚、肾精不足头痛属虚证；肝阳上亢、痰浊、瘀血所致头疼多属实证。亦有因禀赋虚弱，气血素亏，髓海精气不充，每因操劳或用脑过度而致者；或因跌仆撞击，损及脑海，以致瘀血停滞，络道不通，头痛迁延，反复发病者；亦有因情志激动，肝胆之风循经上扰所致头痛。虚实在一定条件下是可以相互转化的。头痛性质可为剧痛、隐痛、涨痛、

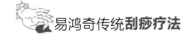

搏动痛等。

1．风邪袭络　风邪侵袭，上犯颠顶络脉，则气血不和，经络阻遏，久则络脉留瘀，每因气候剧变，或遇风邪而头痛发作。其痛在颠顶或满头痛，痛如锥刺，或抽掣、胀急。其痛无定处，反复发作，亦称"头风"。

2．肝阳上亢　情志激动，暴怒伤肝，肝失调达，郁而化火，上扰清窍，头痛目眩，尤以颞侧、颠顶为重，兼有心烦善怒，面赤口苦。

3．气血亏虚　脾不健运，痰湿内生，阻遏清阳，或劳倦损伤脾气。脾气不足，不能化生气血，气血亏虚，脑府失去充养，或用脑过度而致头痛。痛势较缓，神疲乏力，头目昏重，头重如裹，困倦，恶心。

4．血瘀络脉　头痛迁延日久，或有外伤史。头痛头晕，痛有定处或如针刺，其势绵绵，兼有神志不清、健忘、心悸等症。

（二）治法

1．主带

（1）前头痛：眉棱带、额中带、眉头带、眉腰带、眉尾带、前顶诸带、小腿前侧带、足背带、足二趾带（图2-1-1～图2-1-4）。

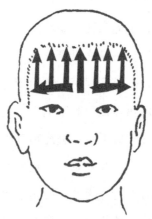

图2-1-1　眉棱带、额中带、眉头带、眉腰带、眉尾带

62

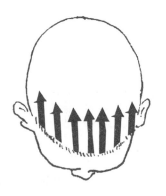

图2-1-2　前顶诸带

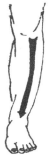

图2-1-3　小腿前侧带

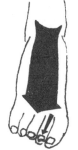

图2-1-4　足背带、足二趾带

（2）偏头痛：颞侧带，顶部2号、3号带，枕部2号、3号带，大臂外中带，前臂外中带，中渚带，无名指带，小腿外侧带，足四趾带（图2-1-5～图2-1-10）。

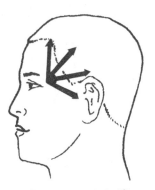

图2-1-5　颞侧带

63

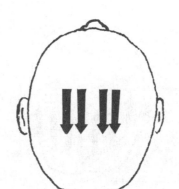

图2-1-6　顶部2号、3号带

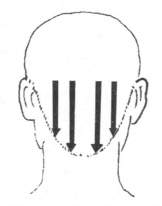

图2-1-7　枕部2号、3号带

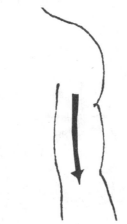

图2-1-8　大臂外中带

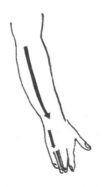

图2-1-9　前臂外中带、中渚带、无名指带

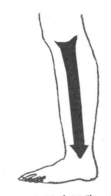

图2-1-10　小腿外侧带、足四趾带

（3）头顶痛：前顶带、顶部带、项带、小腿内侧带、足大趾带（图2-1-11~图2-1-15）。

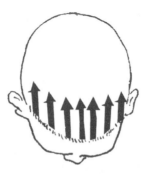

图2-1-11　前顶带

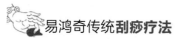
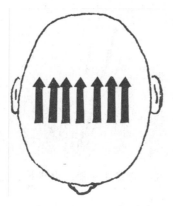

图2-1-12   顶部带

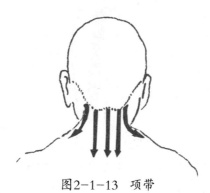

图2-1-13   项带

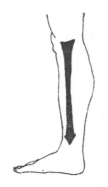

图2-1-14   小腿内侧带

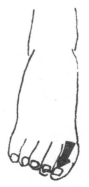

图2-1-15   足大趾带

（4）后头痛：枕部带、项带、小腿后侧带、足小趾带（图2-1-16~图2-1-18）。

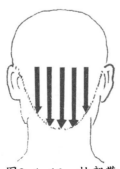

图2-1-16 枕部带

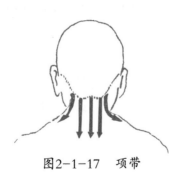

图2-1-17 项带

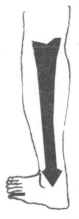

图2-1-18 小腿后侧带、足小趾带

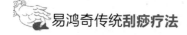
2．配带

（1）风邪袭络：加枕部3号带、项中带、心肺带（图2-1-19、图2-1-20）。

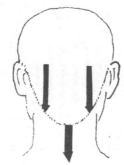

图2-1-19　枕部3号带、项中带

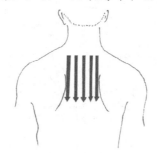

图2-1-20　心肺带

（2）肝阳上亢：加枕部带、消化带、小腿内侧带、足背带、足大趾带、足底部掌带（图2-1-21~图2-1-23）。

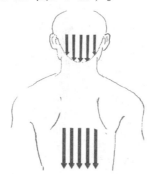

图2-1-21　枕部带、消化带

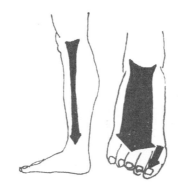

图2-1-22　小腿内侧带、足背带、足大趾带

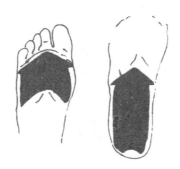

图2-1-23　足底部掌带

（3）气血亏虚：加消化带、泌尿生殖带、小肠带、小腿前侧带（图2-1-24~图2-1-26）。

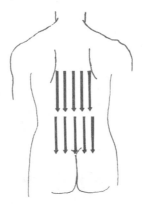

图2-1-24　消化带、泌尿生殖带

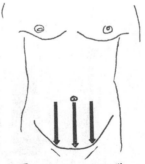

图2-1-25　小肠带

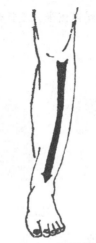

图2-1-26　小腿前侧带

（4）血瘀络脉：头部诸带均施刮法以化瘀通络，"菀陈则除之"（图2-1-27）。

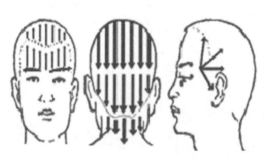

图2-1-27　头部诸带

二、眩晕

（一）病因病机

眩晕以虚者居多。《景岳全书》曰："眩晕一证，虚者居其八九，而兼火兼痰者不过十中一二。"眩晕虚证多因肝肾阴虚、肝风内动，气血亏虚、清窍失养，肾精亏虚、脑髓失充而致。眩晕实证多由痰浊阻遏、升降失常，痰火气逆、上犯清窍，瘀血停滞、痹阻清窍而成。眩晕的发病过程中，各种病因病机可以相互影响、相互转化，致虚实夹杂；或阴损及阳，阴阳两虚。肝风、痰火上扰清窍，进一步发展可上蒙清窍，阻滞经络，形成中风；或突发气机逆乱，清窍暂闭或失养，引起晕厥。

眩晕是一种常见的症状，通常表现为头晕旋转，两目昏黑，泛泛欲吐，甚则昏眩欲仆，轻者发作短暂，平卧闭目片刻即安，重者如乘坐舟车，旋转起伏不定，以致站立不稳。或时轻时重，兼见他证迁延不愈。

刮痧治疗适合气血不足、肝阳上亢及痰湿中阻型。

1. 气血不足型 本型因心脾亏损，气血不足，不能上充髓海而发，除上述主症外，还兼有眩晕眼花、气短乏力、食少纳呆、面色㿠白、心悸失眠、懒言、舌淡、脉细等症。

2. 肝阳上亢型 本型因肝肾阴虚，肝失润养，肝阳上扰清窍致恼怒而发作。除上述主症外，还兼有耳鸣、善怒、心烦、失眠、多梦、潮热、目干涩、腰酸腿软、舌红、脉弦细有力等症。

3. 痰湿中阻型 本型素属湿盛之体，过食肥厚，聚湿成痰，上蒙清阳为病。除主症外，还兼有头重、胸脘满闷、恶心呕吐、少食多寐、苔厚腻、脉滑等症。

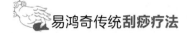
（二）治法

1．主带　眉棱带、额中带、前顶带、顶带、枕带、颞侧带（图2-2-1）。

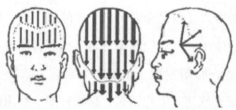

图2-2-1　眉棱带、额中带、前顶带、顶带、枕带、颞侧带

2．配带

（1）气血不足：加心肺带、消化带、小腿前侧带、小肠带（图2-2-2~图2-2-4）。

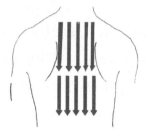

图2-2-2　心肺带、消化带

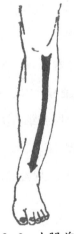

图2-2-3　小腿前侧带

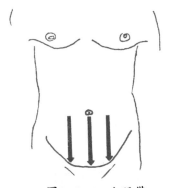

图2-2-4　小肠带

（2）肝阳上亢：加消化带、小腿内侧带、足背带、足大趾带。

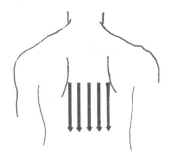

图2-2-5　消化带

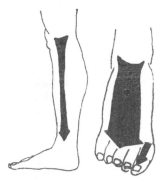

图2-2-6　小腿内侧带、足背带、足大趾带

（3）痰湿中阻：加消化带、腹中带、小肠带、大肠带、小腿前侧带、足背带（图2-2-7~图2-2-9）。

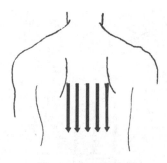

图2-2-7 消化带

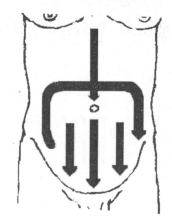

图2-2-8 腹中带、小肠带、大肠带

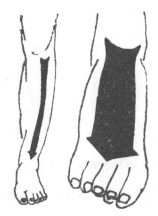

图2-2-9 小腿前侧带、足背带

三、感冒

（一）病因病机

感冒是由于体虚，抗病能力弱，当气候急剧变化时，人体卫外功能不能适应，邪气由口鼻、皮毛而入，以致卫表不和，肺失宣肃而为病。

1. 风寒证　恶寒重，发热轻，无汗，鼻塞流涕，咳嗽，头痛，身痛，苔薄白，脉浮紧。

2. 风热证　发热重，恶寒轻，有汗，鼻塞，咳嗽，头痛，咽喉红肿热痛，苔薄黄，脉浮数。

（二）治法

1. 主带　项带、心肺带、胸部带、合谷食指带（图2-3-1~图2-3-3）。

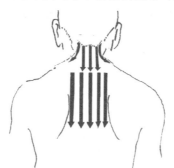

图2-3-1　项带、心肺带

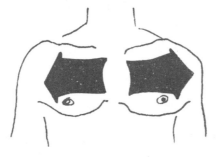

图2-3-2　胸部带

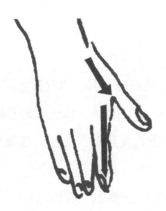

图2-3-3　合谷食指带

2. 配带

（1）风寒证：加枕部带（枕部带内含有太阳经、少阳经、阳维脉的行经路线。太阳主一身之表，阳维"主阳也主表"，见图2-3-4）。

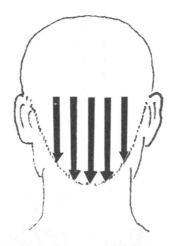

图2-3-4　枕部带

（2）风热证：加项带（项中带内含大椎穴，大椎为诸阳之会，主表散阳邪）、小臂内桡带、小臂外中带、掌部内侧带（图2-3-5~图2-3-7）。

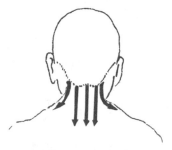

图2-3-5 项带

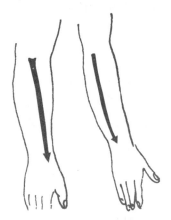

图2-3-6 小臂内桡带、小臂外中带

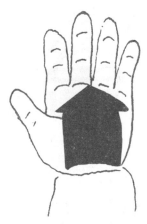

图2-3-7 掌部内侧带

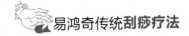
（3）头痛：加头部诸带（图2-3-8）。

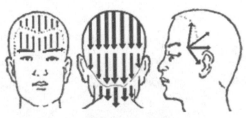

图2-3-8　头部诸带

（4）鼻塞：加鼻翼带、合谷食指带（图2-3-9、图2-3-10）。

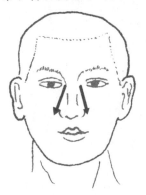

图2-3-9　鼻翼带

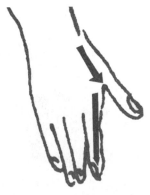

图2-3-10　合谷食指带

（5）咳嗽、咽炎、胸闷：加颈部带、胸中带、胸部两侧带、鱼际拇指带（图2-3-11、图2-3-12）。

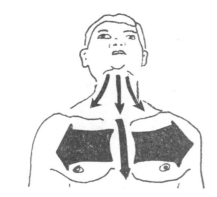

图2-3-11 颈部带、胸中带、胸部两侧带

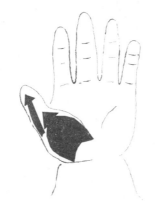

图2-3-12 鱼际拇指带

（6）发热：加小臂内桡带、小臂内中带、掌部内侧带（图2-3-13、图2-3-14）。

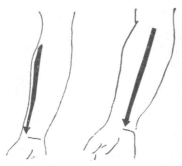

图2-3-13 小臂内桡带、小臂内中带

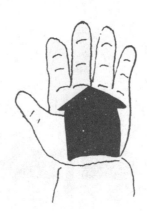

图2-3-14　掌部内侧带

（7）痰多：加小腿前侧带、小腿外侧带、足部背侧带、上胁带（图2-3-15~图2-3-18）。

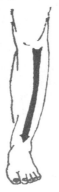 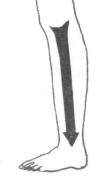

图2-3-15　小腿前侧带　　　图2-3-16　小腿外侧带

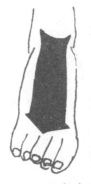 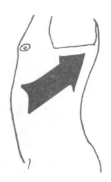

图2-3-17　足部背侧带　　　图2-3-18　上胁带

四、发热

（一）病因病机

由于气候反常，六淫之邪乘体虚侵袭而发为外感热病。六淫之邪可以单独致病，或两种以上病邪兼夹致病；亦可与季节、时令、气候、地区等因素有关。本病病机以阳胜为主，若发展则化火伤阴，亦可气阴两伤；若病势由气分入营入血，或疫毒直陷营血，则会发生神昏、出血等危急变证。

内伤发热的病因多为久病体虚、饮食劳倦、情志失调及外伤出血；其病机主要为气、血、阴阳亏虚，以及气、血、湿等郁结壅遏而致。

发热是体温异常升高的一种常见病症。此处主要是针对小儿发热（因成年人发热较复杂，多为其他病症引起的兼证）。

1. 外感发热　一般指感冒而言，由于小儿体质素虚，抗邪能力不足，加之冷热不知调节，家长护理不周，易为风寒外邪所侵袭，邪气侵袭体表，卫外之阳被郁而致发热。外感发热分风寒发热、风热发热两种。

（1）风寒发热：表现为发热，头痛，恶寒，无汗，鼻塞，流涕，苔薄白，指纹鲜红。

（2）风热发热：表现为发热，微汗出，口干，鼻流黄涕，苔薄黄，指纹红紫。

2. 肺胃实热　多为外感误治或乳食内伤，造成肺胃壅实，郁而化热。

表现为：高热，面红，气促，不思饮食，便秘燥热，渴而引饮，舌质红、苔燥，指纹深紫。

3. 阴虚发热　小儿体质素弱，先天不足或后天营养失调，或久病伤

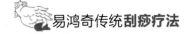

阴致肺肾不足，阴液亏损而引起发热。

　　表现为：午后发热，手足心发热，形瘦，盗汗，食欲减退，脉细数，舌质红、苔剥，指纹淡紫。

（二）治法

1. 主带　头部诸带、项带、心肺带、胸部带（图2-4-1~图2-4-3）。

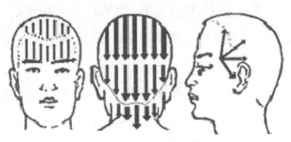

图2-4-1　头部诸带

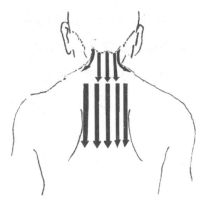

图2-4-2　项带、心肺带

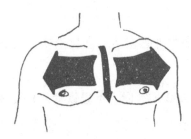

图2-4-3　胸部带

2．配带

（1）风寒发热：加小臂内侧桡带、小臂内中带、小臂外侧桡带、手掌背侧带（图2-4-4、图2-4-5）。

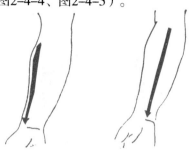

图2-4-4　小臂内侧桡带、小臂内中带

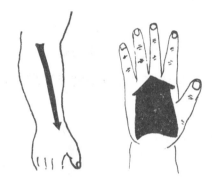

图2-4-5　小臂外侧桡带、手掌背侧带

（2）风热发热：加小臂内中带、掌部内侧带、大肠带（图2-4-6~图2-4-8）。

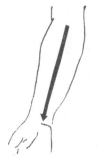

图2-4-6　小臂内中带

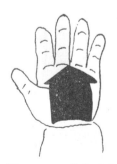

图2-4-7　掌部内侧带

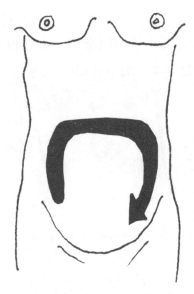

图2-4-8　大肠带

（3）肺胃实热：加消化带、小腿前侧带、大肠带、小肠带（图2-4-9~图2-4-11）。

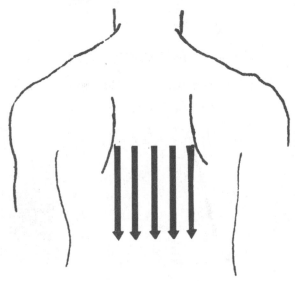

图2-4-9　消化带

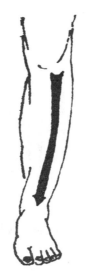

图2-4-10　小腿前侧带

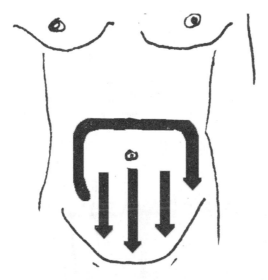

图2-4-11　大肠带、小肠带

（4）阴虚发热：加消化带、泌尿生殖带、大肠带、小肠带、小腿内侧带、小腿前侧带、足底掌部带、小臂内中侧带、手掌内侧带（图2-4-12~图2-4-17）。

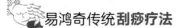
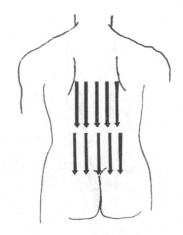

图2-4-12　消化带、泌尿生殖带

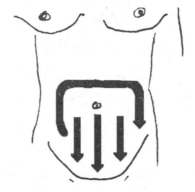

图2-4-13　大肠带、小肠带

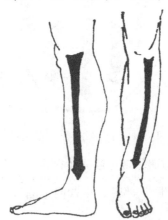

图2-4-14　小腿内侧带、小腿前侧带

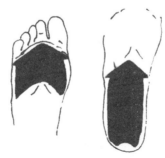

图2-4-15　足底掌部带

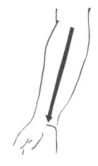

图2-4-16　小臂内中侧带

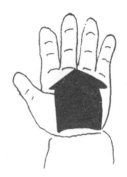

图2-4-17　手掌内侧带

五、咳嗽

（一）病因病机

咳嗽主要因邪犯于肺或脏腑功能失调，影响肺的正常宣肃功能，造成肺气上逆作咳。风夹寒邪，风寒束肺，肺气失宣；风夹热邪，风热犯肺，肺失清肃。内伤咳嗽与脾虚生痰、肝火犯肺、肾亏虚火上炎、肾虚水泛有关。咳嗽属邪实与正虚并见，但痰有寒热之别，火有虚实之分。

咳嗽是肺脏疾病的主要证候之一。

1. 外感咳嗽　风寒或风热外侵，邪束肌表，肺气不宣，清肃失职，痰液滋生；或感受燥气，气道干燥，咽喉不利，肺津受灼，痰涎黏结，

87

均可引起咳嗽。

（1）风寒咳嗽：表现为咳嗽有痰，鼻塞，流涕，恶寒，头痛，苔薄，脉浮。

（2）风热咳嗽：表现为咳嗽，痰涕黄稠，稍怕冷而微汗出，口渴，咽肿，发热，苔薄黄，脉浮数。

2. 内伤咳嗽　多因平素体虚或肺阴虚损，肺气上逆或脾胃虚寒，健运失职，痰湿内生，上扰肺络，引起咳嗽。

表现为：久咳，身微热或干咳少痰，或咳嗽痰多，食欲缺乏，神疲乏力，体形消瘦。

（二）治法

1. 主带　心肺带、肩胛带、颈带、胸中带、胸部两侧带（图2-5-1~图2-5-3）。

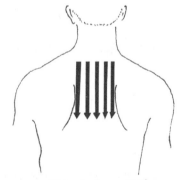

图2-5-1　心肺带

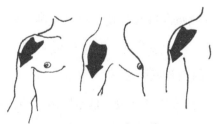

图2-5-2　肩胛带

88

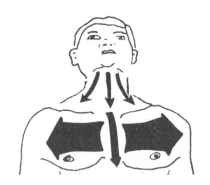

图2-5-3 颈带、胸中带、胸部两侧带

2. 配带

（1）风寒咳嗽：加小臂内中带、小臂内侧桡带、小臂外侧桡带、手掌背侧带（图2-5-4、图2-5-5）。

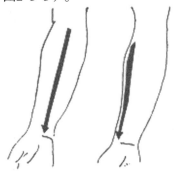

图2-5-4 小臂内中带、小臂内侧桡带

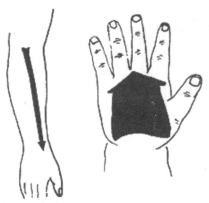

图2-5-5 小臂外侧桡带、手掌背侧带

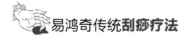

（2）风热咳嗽：加小臂内中带、掌部内侧带、大肠带、小腿前侧带（图2-5-6~图2-5-9）。

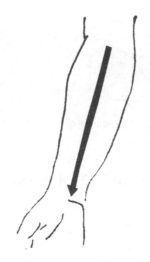

图2-5-6　小臂内中带

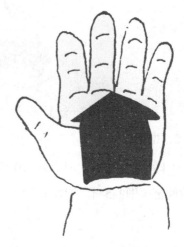

图2-5-7　掌部内侧带

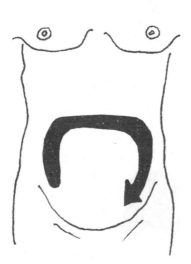

图2-5-8　大肠带

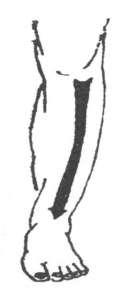

图2-5-9　小腿前侧带

（3）内伤咳嗽：加消化带、泌尿生殖带、上腹中带、小肠带、大肠带、小腿前侧带、小腿内侧带、足底部诸带（图2-5-10~图2-5-13）。

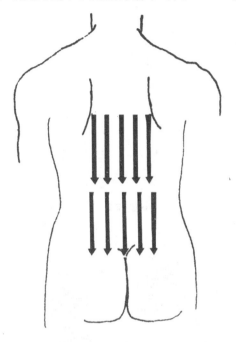

图2-5-10　消化带、泌尿生殖带

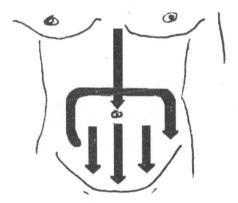

图2-5-11　上腹中带、小肠带、大肠带

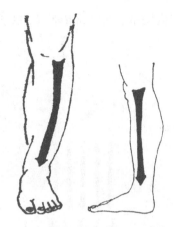

图2-5-12　小腿前侧带、小腿内侧带

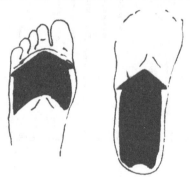

图2-5-13　足底部诸带

六、哮喘

哮喘以呼吸急促、喘鸣有声，甚至张口抬肩，难以平卧为特征，常为某些急、慢性疾病的主要症状。"喘以气息言，哮以声响名"，这样区别哮喘，对辨证施治有一定意义，但临床上哮与喘常不易区分，就同一患者而言，发作轻的似喘，发作加重的即可成哮，哮与喘病因病机也大致相同。故哮与喘常合在一起，称为哮喘。

临床上支气管哮喘、哮喘性支气管炎、肺气肿、心源性哮喘，以及肺炎、肺脓疡、肺结核、矽肺等疾病，在发生呼吸急促的阶段，可按本证进行辨证施治。

（一）病因病机

哮喘常由多种疾病引起，病因复杂，分外感、内伤两大类。另外，也有遗传和环境因素的双重影响。外感为六淫外邪侵袭肺系，内因责之于肺、脾、肾三脏功能不足，痰饮留伏，此为哮喘之夙根。外因是发病的重要条件，内因是发病的根据。哮喘发作期以邪实为主，缓解期以正虚为主，但亦有发作期、缓解期不明，发作迁延，虚实夹杂的复杂证候。

本文根据哮喘的病因病机将哮喘分为实喘和虚喘两类。实喘为外邪侵袭，痰浊内盛，壅阻肺气；虚喘则为精气不足，肺肾出纳失常所致。即"实喘者有邪，邪气实也；虚喘者无邪，元气虚也"。

本证到了后期严重阶段，肺肾两虚，元气虚损，心阳亦同时受累，因心脉上贯于肺，肾脉上络于心，一旦肺肾俱衰之时，心阳亦弱，不能鼓动血脉，则心动急促，血行瘀滞；心气虚而不敛，致使汗液大量外泄（汗为心液），转而使心阳更虚，可发生心阳欲脱的危候。

1. 实证

（1）外邪侵袭：

1）风寒袭肺：重感风寒，侵袭于肺，肺气壅塞，腠理郁闭，肺失宣降，上逆为喘。

表现为：喘急胸闷，咳嗽咯痰，痰稀薄，色白，口不渴，苔薄白，脉浮（初起多见恶寒、头痛、身痛等表证表现）。

2）风热犯肺：风热之邪自口鼻入肺，或风寒郁而化热，热不得泄，则肺气壅实，清肃失司，导致肺气上逆而喘。

表现为：喘促气粗，甚至鼻翼煽动，咳嗽，痰黄而稠，口渴喜冷饮，胸闷烦躁，汗出或发热面红，舌质红、苔黄，脉浮数。

（2）痰浊阻肺：饮食生冷不洁，或偏食咸味、肥腻，或进食虾蟹鱼腥，或嗜酒伤中，脾失健运，聚湿成痰，或素体痰湿偏盛，日渐积累，由中焦上犯于肺，肺为痰壅，不得宣降，导致呼吸促迫而成喘。或痰湿久郁化热，或肺火素盛，蒸液成痰，痰火交阻于肺，胀满而喘。

表现为：气喘咳嗽，痰多而黏，咳出不爽，甚则喉中痰鸣，胸中满闷，恶心纳呆，口淡无味，苔白腻，脉滑。

2. 虚证

（1）肺虚：久咳伤肺，或平素易疲劳汗出，导致肺之气阴不足，气失所主，肺失肃降，气短而喘。

表现为：喘促气短，言语无力，咳声低弱，自汗畏风，或咽喉不利，口干面红，舌质偏红，脉象软弱。

（2）肾虚：多为年老体弱，肾气不足或劳欲伤肾，精气内夺，下元不固，肾虚不能纳气、少气而喘。

表现为：喘促日久，呼长吸短，动则喘甚，形瘦神疲，气不得续，汗出肢冷，面青，甚则肢体浮肿，小便不利，心悸不安，舌质淡（图2-6-1~图2-6-3），脉沉细。

（二）治法

1. 主带　心肺带、肩胛带、颈带、胸中带、胸部两侧带。

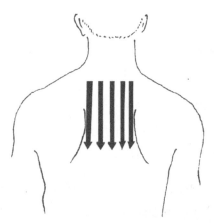

图2-6-1　心肺带

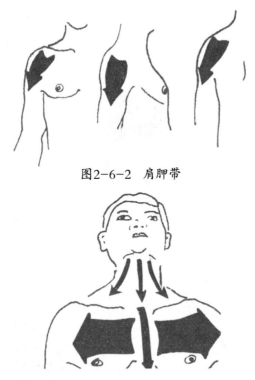

图2-6-2　肩胛带

图2-6-3　颈带、胸中带、胸部两侧带

2．配带

（1）风寒袭肺：加小臂内侧桡带、小臂外侧桡带、掌部外侧带（图2-6-4、图2-6-5）。

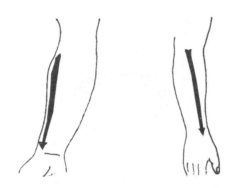

图2-6-4　小臂内侧桡带、小臂外侧桡带

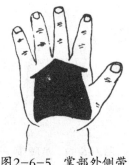

图2-6-5　掌部外侧带

（2）风热犯肺：加小臂内中带、掌部内侧带、大肠带（图2-6-6~图2-6-8）。

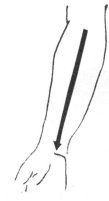

图2-6-6　小臂内中带

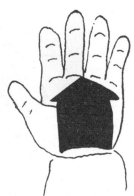

图2-6-7　掌部内侧带

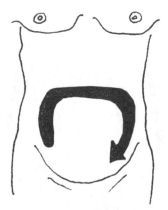

图2-6-8　大肠带

（3）痰浊阻肺：加消化带、上腹中带、小肠带、大肠带、小腿前侧带、小腿内侧带、足掌诸带（图2-6-9~图2-6-13）。

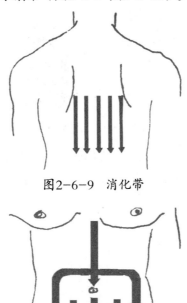

图2-6-9　消化带

图2-6-10　上腹中带、小肠带、大肠带

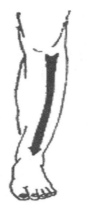 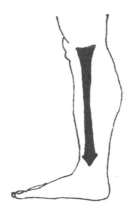

图2-6-11　小腿前侧带　　　　图2-6-12　小腿内侧带

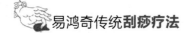
易鸿奇传统**刮痧疗法**

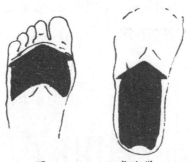

图2-6-13　足掌诸带

（4）肺肾虚弱：加消化带、泌尿生殖带、上腹中带、小肠带、大肠带、小腿前侧带、足掌诸带（图2-6-14~图2-6-17）。

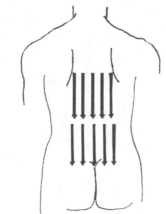

图2-6-14　消化带、泌尿生殖带

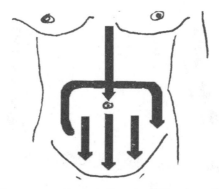

图2-6-15　上腹中带、小肠带、大肠带

98

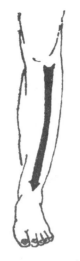
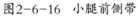

图2-6-16 小腿前侧带

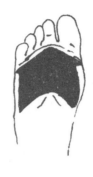
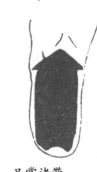

图2-6-17 足掌诸带

（三）体会

（1）实喘患者，应施泻法。

（2）虚喘患者 症状发作时，在心肺带、颈部带、胸中带、胸部两侧带可用泻法；待症状缓解后，在其他部位应施补法，平时未发症状时均可施补法。

七、高血压

高血压是一种常见的慢性疾病。一般认为，在安静休息时血压超过140/90mmHg，为高血压。判定高血压以舒张压升高为主要依据。高血压一般分为原发性高血压与继发性高血压。

原发性血压以动脉血压持续升高为主要临床表现。晚期可导致心、肾、脑等器官病变。本病与年龄、职业、家族史有一定关系。

继发性高血压是指在某些疾病发生过程中，作为症状之一出现的高血压（如泌尿系统疾病、心血管疾病、内分泌疾病、颅内疾病等诱发的高血压，也称"症状性高血压"），高血压在这些疾病中可暂时性或持久性地出现。

（一）病因病机

高血压主要因情志失调、饮食不节、久病劳伤、先天禀赋不足等。主要病理为风、火、痰、瘀、虚，与肝、脾、肾等脏腑关系密切。病机性质为本虚标实，肝肾阴虚为本，肝阳上亢、痰浊内蕴为标。此外，还有冲任失调、气阴两虚、心肾不交等。

1. 精神因素　如长期精神紧张，或恼怒忧思，可使肝气内郁，郁久化火，耗损肝阴，阴不敛阳，肝阳上亢而致血压升高。

2. 饮食不节　过食肥甘或饮酒过度，以致湿浊内生，久而化热，灼津成痰，痰浊阻塞脉络，上扰清阳，发为本病。

3. 内伤虚损　劳伤过度或年老肾亏，肾阴不足，肝失所养，肝阳偏亢，内风易动。

高血压一般症状有眩晕，头痛，面红，目赤，口苦，惊悸，便秘，舌质红，脉弦。

本病根据病程进展快慢分为缓进型和急进型两类。

1. 缓进型

（1）早期：头痛，头昏，失眠，记忆力减退，注意力不集中，烦闷，乏力，心悸等。

（2）后期：主要取决于心、脑、肾的病变情况。

2. 激进型

（1）一般有数年缓进型史，或一开始即发展迅速。

（2）血压显著升高。舒张压持续在140mmHg以上，症状明显。

（3）数月或一两年出现心、肾病变。

（4）本型极易出现高血压脑病、心力衰竭，肾功能急剧减退。

（二）治法

1.头部诸带 眉棱带、额带、顶带、枕带、颞侧带、前顶带、项带（图2-7-1）。

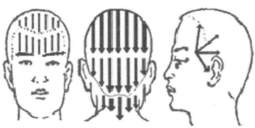

图2-7-1 眉棱带、额带、顶带、枕带、颞侧带、前顶带、项带

2.背侧诸带 心肺带、消化带、泌尿生殖带、八髎带、臀带（图2-7-2、图2-7-3）。

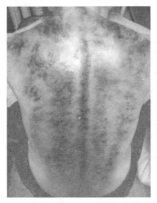

图2-7-2 心肺带、消化带、泌尿生殖带

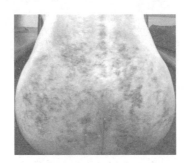

图2-7-3 八髎带、臀带

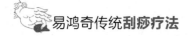
3．腹部诸带　腹中带、小肠带、大肠带（图2-7-4）。

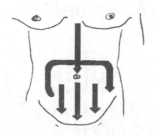

图2-7-4　腹中带、小肠带、大肠带

4．下肢部　小腿前侧带、小腿内侧带、足底部掌带（图2-7-5、图2-7-6）。

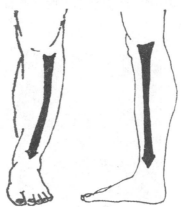

图2-7-5　小腿前侧带、小腿内侧带

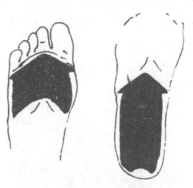

图2-7-6　足底部掌带

八、失眠

失眠或称不寐，是指经常不能获得正常的睡眠而言。轻者入眠困难，或眠而不酣，时睡时醒，醒后不能再眠。失眠多见于现代医学的神经症、更年期综合征等。

（一）病因病机

失眠主要因情志、饮食、劳倦、体衰、病后、年迈、思虑过度等内伤病因，引起心、肝、胆、脾、胃、肾气血失和，阴阳失调所致。其基本病机是心血虚、胆虚、脾虚、肾阴亏虚，进而导致心失所养，以及心火偏亢、肝郁、痰热、胃失和降，进而导致心神不安，神不守舍，不能由动转静而致不寐。

1. 虚证

（1）心脾两虚：长期思虑劳损，伤及心脾，血液耗损，不能养心，以致心神不安而成失眠。

表现为：多梦易醒，心悸健忘，神疲乏力，饮食无味，面色少华，舌质淡、苔薄，脉细弱。

（2）阴虚火旺：久病体弱，房事过度或素体虚弱，肾阴耗损，心肾不交，水不制火，则心火独亢而神志不宁，导致失眠。

表现为：心烦失眠，头晕耳鸣，口干津少，五心烦热，或有梦遗，健忘，腰酸等，舌质红，脉细弱。

2. 实证

（1）痰热内扰：饮食不节，损伤肠胃，宿食停滞，积热成痰，痰热上扰，胃气不和而卧不得安。

表现为：失眠目眩，胸闷头重，心烦口苦，苔腻而黄，脉滑数。

（2）肝郁化火：恼怒伤肝，肝失条达，气郁不舒，郁而化火，火性炎上，扰动心神，神不得安而失眠。

表现为：失眠头晕，急躁易怒，不思饮食，口渴喜饮，目赤口苦，小便黄赤，大便秘结，舌质红、苔黄，脉弦而数。

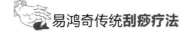

（二）治法

1．主带　眉棱带、额带、前顶带、顶带、颞侧带、枕带、项带（图2-8-1）。

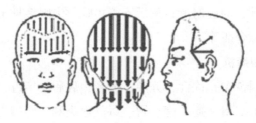

图2-8-1　眉棱带、额带、前顶带、顶带、颞侧带、枕带、项带

2．配带

（1）心脾两虚：加心肺带、消化带、胸中带、上腹带、小肠带、小腿前侧带（图2-8-2~图2-8-4）。

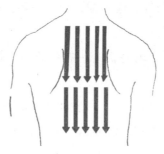

图2-8-2　心肺带、消化带

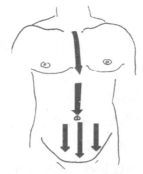

图2-8-3　胸中带、上腹带、小肠带

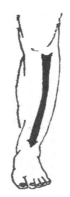

图2-8-4 小腿前侧带

（2）阴虚火旺：加泌尿生殖带、小腿内侧带、足底部掌带（图2-8-5~图2-8-7）。

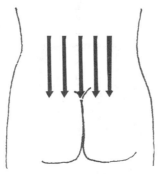

图2-8-5 泌尿生殖带

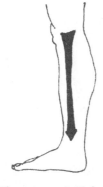

图2-8-6 小腿内侧带

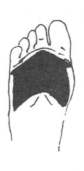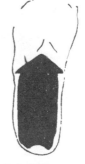

图2-8-7 足底部掌带

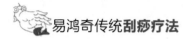

（3）痰热内扰：加心肺带、消化带、上腹带、小肠带、大肠带、上胁带、小腿前侧带（图2-8-8~图2-8-11）。

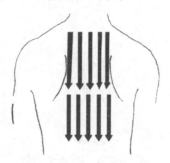

图2-8-8　心肺带、消化带

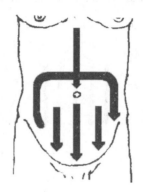

图2-8-9　上腹带、小肠带、大肠带

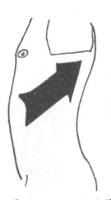

图2-8-10　上胁带

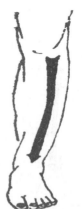

图2-8-11　小腿前侧带

（4）肝郁化火：加心肺带、消化带、泌尿生殖带、胸中带、胸部两侧带、上腹带、小肠带、大肠带、上胁带、小腿前侧带、小腿内侧带（图2-8-12~图2-8-17）。

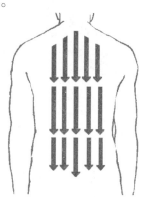

图2-8-12　心肺带、消化带、泌尿生殖带

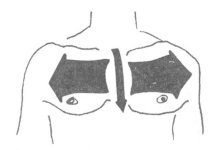

图2-8-13　胸中带、胸部两侧带

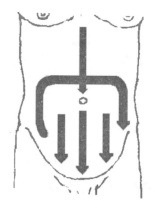

图2-8-14　上腹带、小肠带、大肠带、

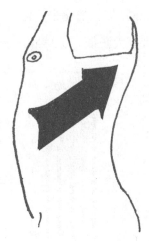

图2-8-15　上胁带

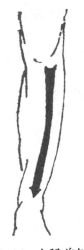

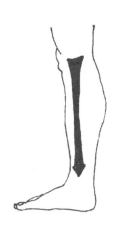

图2-8-16　小腿前侧带　　　图2-8-17　小腿内侧带

九、胸闷

胸闷是胸部堵塞，烦闷不舒，呼吸不畅的一种症状。一般多由高温或脑力工作时间过长，或中暑、感冒、神经衰弱、失眠等导致。胸闷多伴有恶心、欲呕等症状。

（一）病因病机

胸闷是一种自觉症状，即呼吸费力或气不够用。轻者若无其事，重者则觉得难受，似乎被石头压住胸膛，甚至发生呼吸困难。胸闷主因是湿热或痰湿之邪阻滞中焦，邪气扰及胸中，引起烦闷不舒，恶心欲呕。

（二）治法

1. 主带　心肺带、消化带、背侧带、颈带、胸中带、胸部两侧带、上腹中带、小肠带（图2-9-1~图2-9-4）。

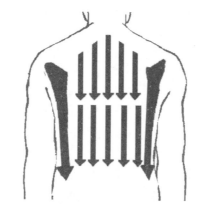

图2-9-1　心肺带、消化带、背侧带

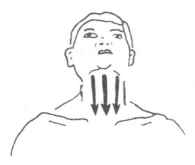

图2-9-2　颈带

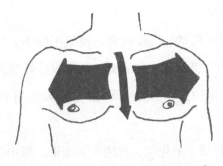

图2-9-3 胸中带、胸部两侧带

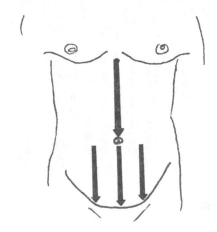

图2-9-4 上腹中带、小肠带

2. 配带

（1）神经衰弱、失眠：加头部诸带（图2-9-5）。

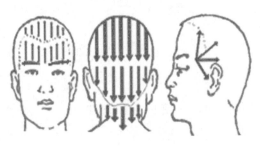

图2-9-5 头部诸带

110

（2）痰湿：加小腿前侧带、足部背侧带（图2-9-6）。

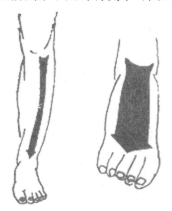

图2-9-6　小腿前侧带、足部背侧带

十、胃痛

胃痛，又称胃脘痛，是一种以上腹部经常发生疼痛为主症的消化道病症。由于痛及心窝部，故有心痛、胃心痛、心下痛之说，但不是指因心脏疾病引起的心痛（古人称为"真心痛"）。

胃痛多见于现代医学所称的胃炎、胃痉挛、溃疡病等。

（一）病因病机

胃痛的发生，主要因病邪犯胃、饮食伤胃、情志不畅、寒邪犯胃、肝气犯胃、脾胃虚寒、湿热食滞等，导致胃气瘀滞，胃失和降，不通则痛。

1. 病邪阻滞

（1）寒邪：外感寒邪，邪犯于胃，或过食生冷，寒及于中，皆使胃寒而痛，尤其是脾胃虚寒者更易感受寒邪而痛发。

表现为：胃脘疼痛暴作，畏寒喜暖，局部热敷痛减，口不渴、喜热饮，苔白，脉紧。

（2）湿热食滞：饮食不节，素食不消，过食肥甘，内生湿热，可发生热痛或食积痛。

表现为：胃脘胀闷，甚则疼痛，食入更甚，嗳腐吞酸，呕吐不消化食物、吐后痛减，大便不爽，苔厚腻，脉滑。

（3）虫积胃痛：应进行化验，按医嘱驱虫治疗。

2. 脏腑失调

（1）肝气郁结：忧思恼怒，气郁伤肝，肝失疏泄，横逆犯胃而致胃痛。肝气郁结，进而化火，火邪伤阴，使疼痛加重或病程缠绵。

表现为：胃脘胀满，攻痛连胁，嗳气频频，或兼呕逆酸苦，大便不畅，苔多薄白，脉沉弦。

（2）脾胃虚寒：肾阳衰微，劳倦过度，饥饱失常，损伤脾胃，中气虚寒或中阳素虚，内寒滋生而痛。

表现为：胃脘隐痛，神疲喜按、按之痛减，泛吐清水，喜暖恶凉，手足不温，舌淡、苔白，脉软弱或沉细。

（二）治法

1. 主带　消化带、上腹中带、小肠带、大肠带、小腿前侧带（图2-10-1~图2-10-3）。

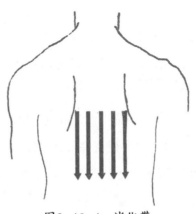

图2-10-1　消化带

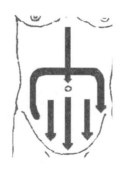

图2-10-2　上腹中带、小肠带、大肠带

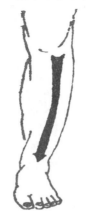

图2-10-3　小腿前侧带

2．配带

（1）寒邪犯胃：加泌尿生殖带（图2-10-4）。

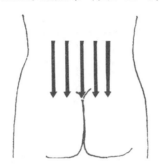

图2-10-4　泌尿生殖带

（2）湿热食滞：加八髎带、足部背侧带（图2-10-5、图2-10-6）。

113

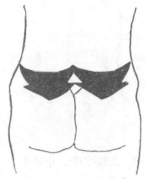

图2-10-5 八髎带

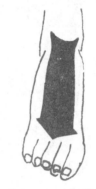

图2-10-6 足部背侧带

（3）肝气犯胃：加胸中带、上胁带、髂胁带（图2-10-7、图2-10-8）。

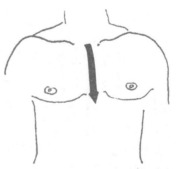

图2-10-7 胸中带

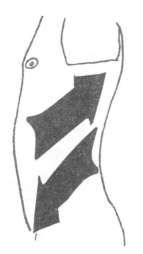

图2-10-8　上胁带、髂胁带

（4）脾胃虚寒：加泌尿生殖带、小腿内侧带（图2-10-9、图2-10-10）。

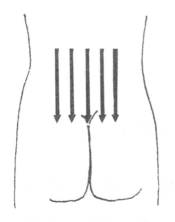

图2-10-9　泌尿生殖带

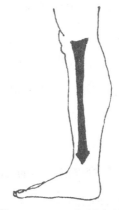

图2-10-10　小腿内侧带

上述诸带均施干刮法。

（三）对胃痛治疗的看法

（1）对疼痛剧烈的患者，应先在腹部痛点及背部压痛点处用点刮板的顶点部施点法，待疼痛缓解后再辨证施刮术。

（2）对胃、十二指肠溃疡出血期的患者，一般不宜施刮术。

（3）患者生活要有规律，注意饮食调节，心情开朗，勿过度疲劳。

十一、腹痛

腹痛是指脘腹和少腹部的疼痛。腹痛情况十分复杂，这里主要指的是寒食内积、脾阳不振、饮食停滞引起的腹部疼痛。

（一）病因病机

感受外邪、饮食所伤、情志失调、瘀血内阻、素体阳虚等，均可导致气机阻滞、脉络痹阻或经脉失养而发生腹痛。

1. 寒食内积　多由恣食生冷，损及脾胃阳气，积寒留滞；或露宿不慎，脐腹为寒邪侵袭。

表现为：痛势急暴，喜温怕冷，大便溏薄，四肢不温，舌淡、苔白润，脉沉紧。

2. 脾阳不振　平素脾胃虚弱，或久病脾虚，致脾阳不振，运化失司，寒湿留滞，气血不足以温养而致腹痛。

表现为：腹痛绵绵，时作时止，痛时喜按，大便溏薄，神疲怯冷，苔薄白，脉沉细。

3. 饮食停滞　饮食不节，暴饮暴食，或过食厚味辛辣，停滞中焦，气机受阻而致腹痛。

表现为：脘腹胀满，痛处拒按，恶食，嗳腐吞酸，或腹痛欲泻、泻后痛减，苔腻，脉滑。

（二）治法

1. 寒邪内积　在上腹中带、小肠带、大肠带、小腿前侧带、小腿内侧带，反复施干刮法（图2-11-1~图2-11-3）。

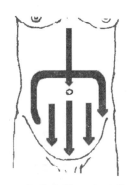

图2-11-1 上腹中带、小肠带、大肠带

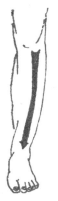

图2-11-2 小腿前侧带　　　　图2-11-3 小腿内侧带

2. 脾阳不振　在消化带、上腹中带、小肠带、上胁带、小腿前侧带、小腿内侧带，反复施干刮法（图2-11-4~图2-11-8）。

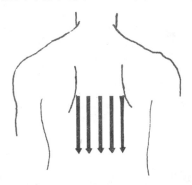

图2-11-4 消化带

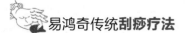
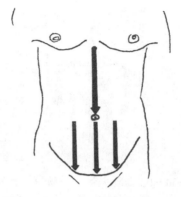

图2-11-5 上腹中带、小肠带

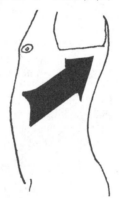

图2-11-6 上胁带

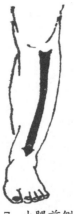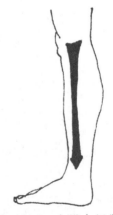

图2-11-7 小腿前侧带　　图2-11-8 小腿内侧带

3. 饮食停滞　消化带、上腹中带、小肠带、大肠带、小腿前侧带、小腿内侧带（图2-11-9~图2-11-12）。

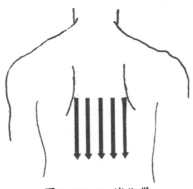

图2-11-9　消化带

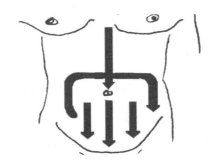

图2-11-10　上腹中带、小肠带、大肠带

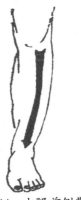

图2-11-11　小腿前侧带

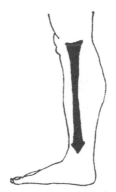

图2-11-12　小腿内侧带

十二、泄泻

泄泻又称腹泻，是指排便次数增多，便质稀薄，甚至泻出如水样而言。急性泄泻多由外因引起，慢性泄泻多由内因引起（本证乃指急、慢性肠炎，消化不良，过敏性肠炎等）。

（一）病因病机

本病病因主要有感受外邪、饮食所伤、情志失调、脾胃虚弱、脾肾阳虚、肝气乘脾等。主要病机是脾虚湿盛，脾失健运，大小肠传化失常，升降失调，清浊不分，而成泄泻。

1. 急性泄泻　发病较急，便次与数量增多。本病多为饮食不节或寒、湿、暑热伤及脾胃，以外邪引起的泄泻为常见。

（1）寒泻：泻物如水样，肠鸣腹痛、得温则减，身冷不渴，小溲清白，苔白滑，脉沉迟。

（2）热泻：泻物黄臭，腹中作痛，肛门灼热，口渴引饮，发热烦躁，小便短赤，苔黄而腻，脉弦数。

2. 慢性泄泻　发病较缓，或由急性转变而成；或脾胃素弱；或久病气虚，中焦健运衰退，食物难以消磨；或肾阳不振，命门火衰，不能腐熟水谷；或情志影响，恼怒伤肝，忧思伤脾，健运失常，而成泄泻。

（1）脾胃虚弱：素体脾胃虚弱，复因忧思伤脾，致使脾胃气机失调，而成慢性腹泻。

表现为：大便时溏时泻，完谷不化，反复发作，稍食油腻，则大便次数增多，食欲缺乏，舌淡、苔薄，脉缓弱。

（2）脾肾阳虚：脾阳不振，则运化功能减退，不能腐熟水谷，运化精微，以致水谷停滞，并入大肠，而成泄泻。

表现为：多为黎明前泄泻，脐周作痛，肠鸣即泻，泻后痛缓，腹部畏寒，腰酸肢冷，舌淡、苔白，脉沉细。

（3）肝气乘脾：恼怒伤肝，肝气郁结，横逆犯脾，脾伤则运化失常，而成泄泻。

表现为：泄泻每以精神因素、情绪波动而诱发，平时多有腹痛肠鸣，胸胁痞闷，嗳气食少，苔薄，脉弦细。

（二）治法

1. 主带　上腹中带、小肠带、大肠带、消化带、八髎带、小腿前侧带（图2-12-1~图2-12-3）。

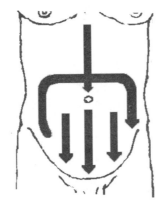

图2-12-1　上腹中带、小肠带、大肠带

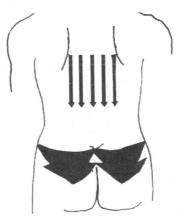

图2-12-2　消化带、八髎带

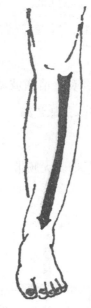

图2-12-3　小腿前侧带

2. 配带

（1）寒泻：加泌尿生殖带、小臂外侧桡带。在小肠两侧带的起始部施点法5~6分钟，然后在上述诸带施干刮法，以透热为度（图2-12-4~图2-12-6）。

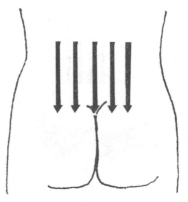

图2-12-4　泌尿生殖带

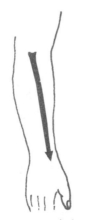

图2-12-5 小臂外侧桡带

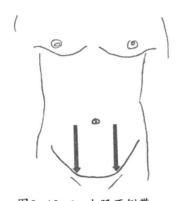

图2-12-6 小肠两侧带

（2）热泻：加合谷食指带，在小肠两侧带的起始部施点法5~6分钟（图2-12-7）。

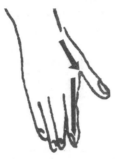

图2-6-4 合谷食指带

123

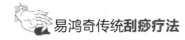
（3）脾胃虚弱：加小腿内侧带，在小肠中带施点刮法5~6分钟（图2-12-8、图2-12-9）。

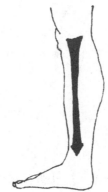

图2-12-8　小腿内侧带

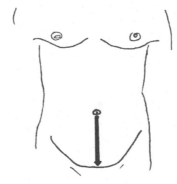

图2-12-9　小肠中带

（4）脾肾阳虚：加泌尿生殖带（图2-12-10）。施干刮法，以透热为度。

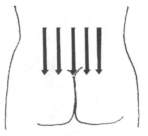

图2-12-10　泌尿生殖带

（5）肝气乘脾：加上胁带、髂胁带、小腿内侧带、足部背侧带（图
2-12-11~图2-12-13）。

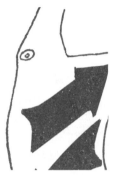

图2-12-11　上胁带、髂胁带

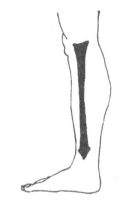

图2-12-12　小腿内侧带

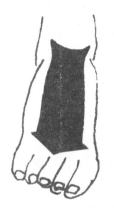

图2-12-13　足部背侧带

十三、便秘

便秘是指大便干燥，秘结不通，排便困难而言。便秘可见于多种病
症，主要是由于传导功能失常，粪便在肠内停留时间过久，水分被吸
收，粪质干燥坚硬所致。

（一）病因病机

便秘是外感六淫之邪侵袭，内伤饮食，情志失衡，人体阴阳、气血

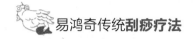

津液失调，脾虚传送无力，糟粕内停，致大肠传导功能失常，而成便秘；胃与肠相连，胃热炽盛，下传大肠，燔灼津液，大肠热盛，燥屎内结，可成便秘；肺之燥热下移大肠，则大肠传导功能失常，而成便秘；肝气郁滞，气滞不行，腑气不畅；肾阴不足，则肠道失润，肾阳不足，大肠失于温煦，传送无力，大便不通，导致便秘。

本病分为实秘、虚秘两类。

1. 实秘　便次减少，经常三五日或七八日才大便一次，临圊努责，燥结难下。多由素体阳盛、嗜食辛辣厚味，致肠胃积热；或邪热内燔，津液受灼，致肠燥腹气不通；或情志不畅，气机郁滞，津不敷布，肠腑传导失常而致便秘。

（1）胃肠燥热：大便干结，小便短赤，面红身热或兼微热，口干心烦，舌质红、苔黄或黄燥，脉滑数。

（2）气机郁滞：大便秘结，欲便不得，嗳气频作，脘腹痞满，或腹中胀痛，纳食减少，舌苔薄腻，脉弦。

2. 虚秘　多因病后、产后，气血未复；或年迈体衰，气血亏耗，气虚则运化无力，血虚则肠失润下；或下焦阳气不充，阴寒凝结，肠道腹气受阻而致便秘。

（1）气血亏损：

1）气虚：大便不畅，临便努挣，便下并不干结，便后汗出、气短，舌淡苔薄，脉虚软。

2）血虚：大便秘结，面色少华，头晕目眩，心悸，唇舌淡，脉细。

（2）阴寒凝结：大便艰涩，小便清长，喜热恶冷，四肢欠温，腹中冷痛，腰脊酸冷，舌淡、苔白，脉沉迟。

（二）治法

1. 主带　消化带、泌尿生殖带、八髎带、上腹中带、小肠带、大肠带（图2-13-1、图2-13-2）。

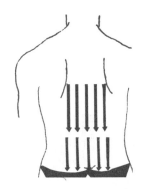

图2-13-1 消化带、泌尿生殖带、八髎带

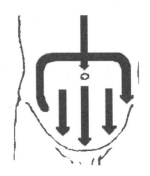

图2-13-2 上腹中带、小肠带、大肠带

2. 配带

（1）胃肠燥热：加小腿前侧带、足底掌侧带（图2-13-3、图2-13-4）。

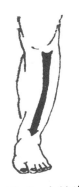

图2-13-3 小腿前侧带

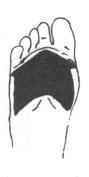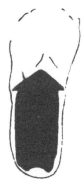

图2-13-4 足底掌侧带

（2）气机郁滞：加心肺带、胸中带、上胁带、髂胁带（图2-13-5~
图2-13-7）。

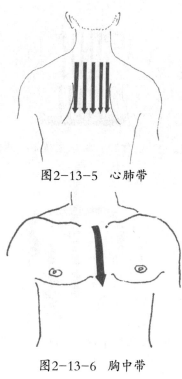

图2-13-5　心肺带

图2-13-6　胸中带

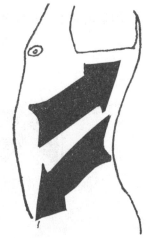

图2-13-7　上胁带、髂胁带

（3）气虚：加心肺带、胸中带、小腿前侧带。各带均施干刮法，以透热为度（图2-13-8~图2-13-10）。

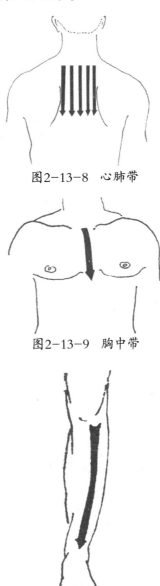

图2-13-8 心肺带

图2-13-9 胸中带

图2-13-10 小腿前侧带

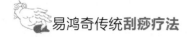

（4）血虚：加大腿内侧带、小腿内侧带、小腿前侧带（图2-13-11~图2-13-13）。各带均施干刮法，以透热为度。

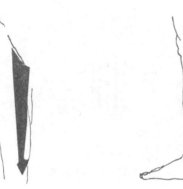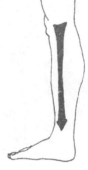

图2-13-11　大腿内侧带　　　　图2-13-12　小腿内侧带

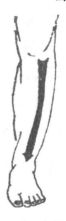

图2-13-13　小腿前侧带

（5）阴寒凝结：加四肢诸带。各带均施干刮法，以透热为度。

十四、呕吐

（一）病因病机

呕吐是因外感六淫、内伤七情、饮食不节、劳倦过度、肝气犯胃，引起胃气痞塞，运化失常，升降失调，不能和降，气逆而致。呕吐有阳虚、阴虚之别。一般初病多实。若呕吐日久，损伤脾胃，脾胃虚弱，可由实转虚。亦有脾胃素虚，复因饮食所伤，而出现虚实夹杂之证。病变脏腑主要在胃，还与肝、脾有密切的关系。实证多为食滞积热、痰饮停蓄、肝气横逆等，虚证多为脾胃虚寒。

呕吐，以有声无物为呕，有物无声为吐，现合称为呕吐。

1. 寒邪客胃　时吐清水或稀涎，喜暖畏寒，食久乃吐，或大便溏薄，苔白，脉迟。

2. 热邪内蕴　食入即吐，酸苦热臭，喜寒恶热，大便秘结，口渴，苔黄，脉数。

3. 痰饮停蓄　胸痞，眩晕，呕吐痰涎，心悸，苔白，脉滑。

4. 食宿不消　脘腹胀满、疼痛，食入更甚，嗳气厌食，便秘矢气，苔厚腻，脉滑实。

5. 肝气横逆　胁痛，呕酸，脉弦。

6. 胃气虚弱　呕吐时作，食不甘味，纳少，大便微溏，神疲肢软，苔薄腻，脉弱无力。

（二）治法

1. 主带　上腹中带、消化带、小腿前侧带（图2-14-1~图2-14-3）。

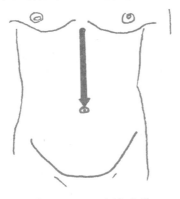

图2-14-1　上腹中带

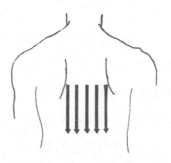

图2-14-2 消化带

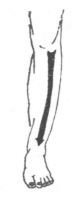

图2-14-3 小腿前侧带

2. 配带

（1）寒邪客胃：加小肠带、泌尿生殖2号带、八髎带（图2-14-4、图2-14-5）。均施干刮法。

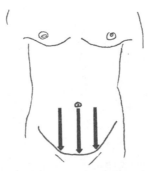

图2-14-4 小肠带

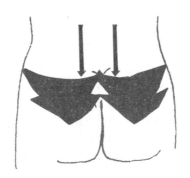

图2-14-5　泌尿生殖2号带、八髎带

（2）热邪内蕴：加小肠带、大肠带、心肺带、合谷食指带（图2-14-6~图2-14-8）。

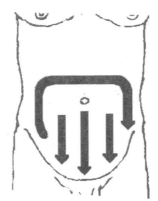

图2-14-6　小肠带、大肠带

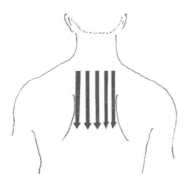

图2-14-7　心肺带

133

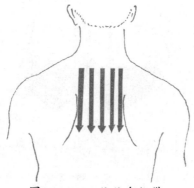

图2-14-8 谷谷食指带

（3）痰饮停蓄：加胸中带、足背侧带，眩晕加头部诸带（图2-14-9~图2-14-11）。

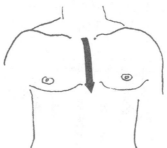

图2-14-9 胸中带

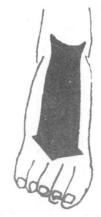

图2-14-10 足背侧带

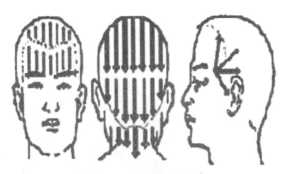

图2-14-11 头部诸带

（4）食宿不消：加小肠带、大肠带（图2-14-12）。

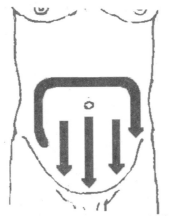

图2-14-12 小肠带、大肠带

（5）肝气横逆：加胸中带、上胁带、髂胁带、足部大趾带（图2-14-13~图2-14-15）。

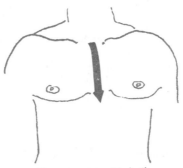

图2-14-13 胸中带

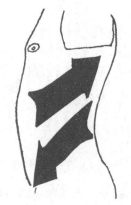

图2-14-14　上胁带、髂胁带

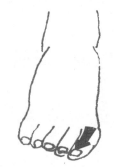

图2-14-15　足部大趾带

（6）胃气虚弱：加小肠带、大肠带、小腿内侧带、足部背侧带（图2-14-16、图2-14-17）。以上均施干刮法。

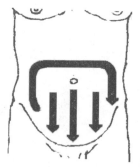

图2-14-16　小肠带、大肠带

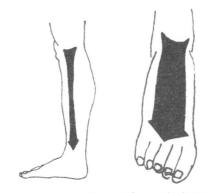

图2-14-17　小腿内侧带、足部背侧带

十五、呃逆

呃逆是由于胃气上逆、动膈而喉间呃呃有声，不能自制的一种症状。此症若偶然发作，大都轻微，可不治自愈；如持续不断，则须治疗，方能渐平。

（一）病因病机

呃逆由寒邪蕴蓄、燥热内盛、气郁痰阻、脾胃虚弱、情志不遂和正气亏虚所致。胃失和降，逆气动膈，上冲喉间，发生呃逆。肺气与胃气同主降，此一脏一腑在生理上相互联系，病理上相互影响；膈居肺胃之间，若肺胃之气失于和降，使膈间气机不畅，逆气上出于喉间，则呃逆不止。肺胃之气的和降，尚有赖于肾气的摄纳，若久病及肾，肾失摄纳，则肺胃之气降，气逆动膈而成呃。且胃之和降，还赖于肝之条达，若肝气郁滞，横逆犯胃，胃失和降，气逆动膈，亦成呃逆。可见呃逆之病位虽在膈，但病机关键在于胃失和降，胃气上逆动膈，且与肺之肃降、肾之摄纳、肝之条达有关。

呃逆的产生主要有以下几种原因：

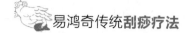

1．寒气蕴蓄于胃　过食生冷食物或寒凉药物，则寒气蕴蓄于胃，胃失和降，气逆而上，上膈袭肺，膈间不利，故呃逆。

表现为：呃声沉缓有力，得热则减，得寒则甚，胃脘不舒，饮食减少，口不渴，舌苔白润，脉迟缓。

2．胃中燥热　过食辛热煎炒之品，或过用温涩之剂，燥热内盛，阳明腑实，气不顺行，亦动膈而呃逆。

表现为：呃声洪亮，冲逆而出，连声有力，口臭烦渴，喜冷饮，面赤，苔黄，脉滑数。

3．气郁痰阻　恼怒抑郁，气机不利，则津液失布而滋生痰浊，若肝气乘肺胃，导致胃气挟痰上逆，亦能动膈而发呃逆。

表现为：呃逆连声，抑郁恼怒而发，情志转舒则缓，胸胁胀闷，时有恶气，饮食不下，头目昏眩，苔薄腻，脉弦滑。

4．正气亏虚　重病久病之后，或食用吐下之剂，耗伤中气，损及胃阴，胃失和降，发为呃逆。

表现为：呃声低沉无力，气不得缓，面色苍白，手足不温，食少困怠，舌淡、苔白，脉细弱无力。

（二）治法

1．主带　心肺带、消化带、背侧带、颈侧带、胸中带、胸部两侧带（图2-15-1~图2-15-3）。

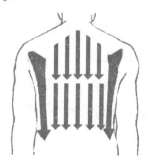

图2-15-1　心肺带、消化带、背侧带

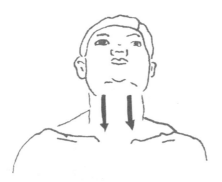

图2-15-2 颈侧带

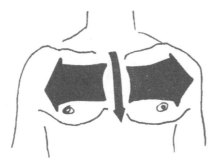

图2-15-3 胸中带、胸部两侧带

2. 配带

（1）寒气蕴蓄于胃：加小肠带（图2-15-4）。

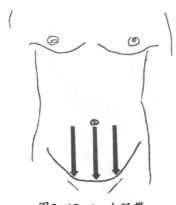

图2-15-4 小肠带

（2）胃中燥热：加泌尿生殖2号带、八髎带、小臂前侧带（图2-15-

5、图2–15–6）。

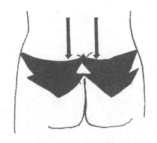

图2–15–5 泌尿生殖2号带、八髎带

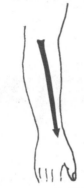

图2–15–6 小臂前侧带

（3）气郁痰阻：加上胁带、髂腰带、足部背侧带（图2–15–7、图 2–15–8）。

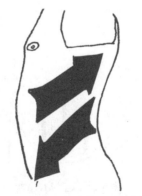

图2–15–7 上胁带、髂腰带

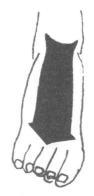

图2-15-8 足部背侧带

（4）正气亏虚：加泌尿生殖带、八髎带、小腿前侧带、小腿内侧带、小臂内中带（图2-15-9~图2-15-12）。上述诸带均施于刮法，以透热为度。

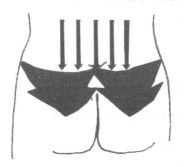

图2-15-9 泌尿生殖带、八髎带

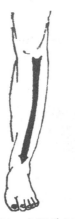

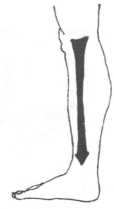

图2-15-10 小腿前侧带　　　图2-15-11 小腿内侧带

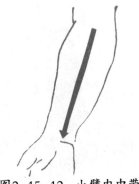

图2-15-12　小臂内中带

十六、遗精

（一）病因病机

遗精的发生多由劳心太过、思欲不遂、恣情纵欲、饮食不节、湿热侵袭、房室不节及先天不足等所致。其病机为肾失封藏，精关不固。

遗精可分为梦遗和滑精两种。阴虚火动者每在梦中射精，为梦遗；肾气虚者无梦或清醒时精自滑出，为滑精。治疗上，梦遗以交通心肾为主，滑精以补肾为主。

（二）治法

1. 主带　泌尿生殖带、八髎带、小肠带（图2-16-1、图2-16-2）。

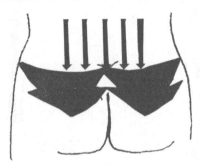

图2-16-1　泌尿生殖带、八髎带

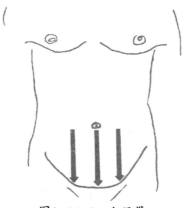

图2-16-2　小肠带

2．配带　头昏、头晕者加头部诸带（图2-16-3）。

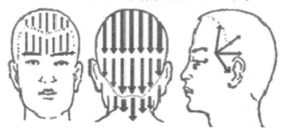

图2-16-3　头部诸带

（1）梦遗：加心肺带、小臂内侧中带、小臂内尺侧带（图2-16-4、图2-16-5）。

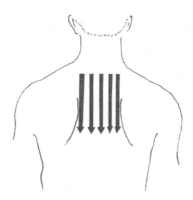

图2-16-4　心肺带

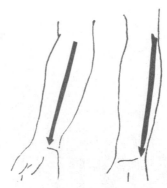

图2-16-5　小臂内侧中带、小臂内尺侧带

（2）滑精：加小腿前侧带、小腿内侧带、足部内踝侧带（图2-16-6~图2-16-8）。上述诸带均施干刮法，以透热为度。

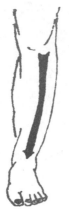

图2-16-6　小腿前侧带

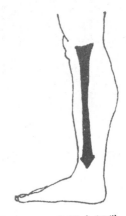

图2-16-7　小腿内侧带

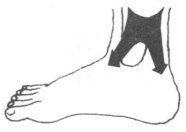

图2-16-8　足部内踝侧带

十七、阳痿

（一）病因病机

阳痿是指阴茎不能勃起，或挺而不坚，或临房不久即泻。阳痿的发生与年龄、精神心理、器质性因素有关，基本病机为肝、肾、心、脾受损，气血阴阳亏虚，阴络失荣；肝郁湿阻，经络失畅，导致纵筋不用而成。故阳痿之病位在宗筋，病变脏腑主要在于肝、肾、心、脾。

（二）治法

1. 主带　心肺带、消化带、泌尿生殖带、八髎带、小肠带、小腿前侧带、小腿内侧带、足部内踝侧带（图2-17-1~图2-17-5）。均施干刮法，以透热为度。

2. 配带　头晕目眩者加头部诸带（图2-17-6）。

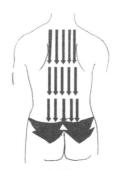

图2-17-1　心肺带、消化带、泌尿生殖带、八髎带

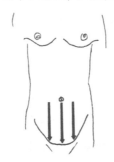

图2-17-2　小肠带

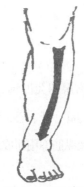 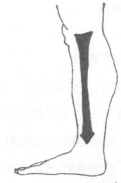

图2-17-3　小腿前侧带　　　　图2-17-4　小腿内侧带

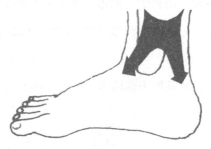

图2-17-5　足部内踝侧带

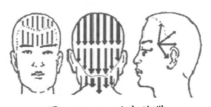

图2-17-6　头部诸带

十八、癃闭

癃闭是以排尿困难或小便闭塞不通为主症的疾患。病势缓，小便不利，涓滴而下者谓之癃；病势急，小便不通，欲溲而不下者谓之闭。癃与闭合称为癃闭。

146

（一）病因病机

癃闭的病因主要有外邪侵袭、饮食不节、情志内伤、瘀浊内伤、体虚久病五种。其基本病机为三焦气化功能失常，如上焦肺热失宣，中焦湿热不化，热壅下焦，膀胱气化失司，水道不得通利；或肾气受损，命门火衰，阳气无以化阴，膀胱气化无权而发为癃闭。

（二）治法

心肺带、消化带、泌尿生殖带、八髎带、小肠带、小腿内侧带、小腿后侧带、足部内踝带、足部掌侧带（图2-18-1~图2-18-6）。

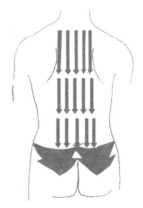

图2-18-1 心肺带、消化带、泌尿生殖带、八髎带

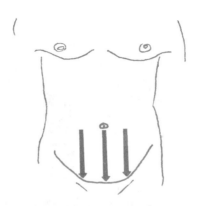

图2-18-2 小肠带

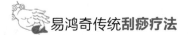
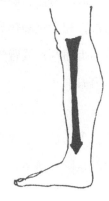

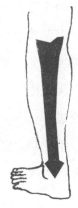

图2-18-3　小腿内侧带　　　　　图2-18-4　小腿后侧带

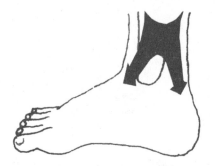

图2-18-5　足部内踝带

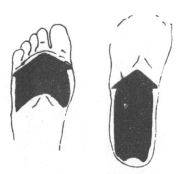

图2-18-6　足部掌侧带

十九、遗尿

遗尿是指经常在睡眠中不能自行控制而排尿的一种病症。

（一）病因病机

遗尿多因肾气不足，不能固摄，致膀胱约束无权所致；或因各种疾病引起肺脾虚损，气不化水，脾失健运，水道无以制约而发生。

（二）治法

头部顶带、心肺带、泌尿生殖带、小肠带、小腿内侧带、足部内踝带、足底掌侧带（图2-19-1~图2-19-6）。以上诸带均施干刮法，以透热为度。

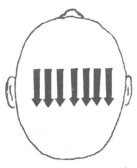

图2-19-1　头部顶带

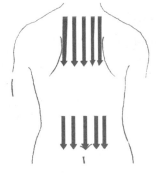

图2-19-2　心肺带、泌尿生殖带

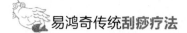
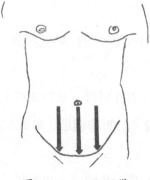

图2-19-3　小肠带

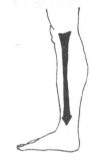

图2-19-4　小腿内侧带

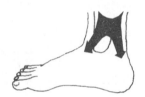

图2-19-5　足部内踝带

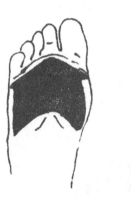

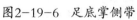

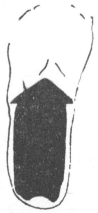

图2-19-6　足底掌侧带

二十、自汗、盗汗

自汗、盗汗是由于阴阳失调，营卫失和，致汗液外泻失常的病症。

（一）病因病机

自汗、盗汗主要内因有病后体虚、表虚受风、思虑烦劳过度、情志不舒、嗜食辛辣，造成阴虚火旺或邪热郁蒸，逼津外泄。外因为风邪外袭，肺气不足，或营卫不和，卫外失司，而致汗出。一般自汗是指白天不因外界环境因素、劳动、厚衣或发热而汗自出的一种症状，多因肺气虚弱、卫阳不固所致。盗汗是指夜间入睡后不自觉的汗出，多因阴虚内热，迫汗外泄所致。自汗、盗汗既可单独出现，也可作为症状而伴见于其他疾病的过程中。

1. 肺气不足　素体虚弱，病后体虚，或久患咳喘，耗伤肺气。肺有敷布阳气、卫外肌表的功能。肺气虚，肌表不固，多为自汗。

表现为：汗出恶风，稍劳尤甚，易于感冒，体倦乏力，面色少华，苔薄白，脉细弱。

2. 营卫不和　由于体内阴阳偏盛或偏衰，或表虚之人微受风邪，以致营卫不和，卫外失司，而致汗出。

表现为：汗出恶风，周身酸楚，时寒时热，或半身或某局部出汗，苔薄白，脉缓。

3. 阴虚火旺　烦劳过度，亡血失精，或邪热耗阴，阴精亏虚，虚火内生，阴精被扰，不能自藏而外泄作汗。

表现为：夜寐盗汗，或有自汗，五心烦热，或兼午后潮热，口渴，两颧色红，舌红、少苔，脉细数。

4. 邪热郁蒸　素体湿热偏盛，或嗜食辛辣厚味，或情志不舒，肝气郁结，肝火偏旺，以致湿热内盛，邪热郁蒸，津液外泄而致汗出增多。

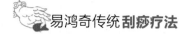

表现为：蒸蒸汗出，汗液易黏或衣服黄染，烦躁，口苦，尿黄，面热，苔薄黄，脉弦数。

（二）治法

1. 主带　心肺带、消化带、泌尿生殖带、胸中带、胸部两侧带、小肠带、头部诸带（图2-20-1~图2-20-3）。

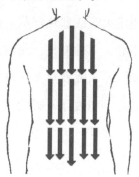

图2-20-1　心肺带、消化带、泌尿生殖带

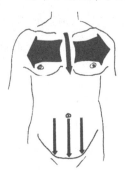

图2-20-2　胸中带、胸部两侧带、小肠带

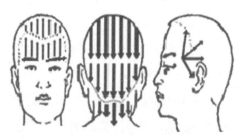

图2-20-3　头部诸带

2. 配带

（1）肺气不足：加大臂内前、内中、内后诸带，大臂外前带，前臂内桡侧、内中、内尺侧带，前臂外尺侧带（图2-20-4~图2-20-9）。

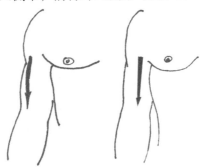

图2-20-4　大臂内前带、大臂内中带

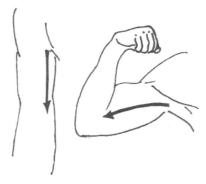

图2-20-5　大臂内后带

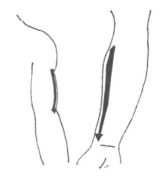

图2-20-6　大臂外前带、前臂内桡侧带

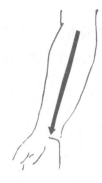
图2-20-7 前臂内中侧带

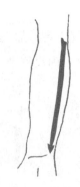
图2-20-8 前臂内尺侧带

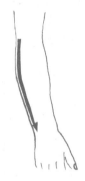
图2-20-9 前臂外尺侧带

（2）营卫不和：加大臂外后带、前臂外尺侧带、大腿外侧带、小腿外侧带（图2-20-10~图2-20-13）。

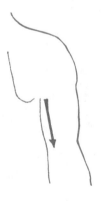
图2-20-10 大臂外后带

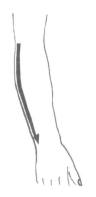
图2-20-11 前臂外尺侧带

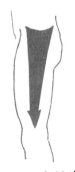 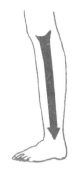

图2-20-12 大腿外侧带　　　图2-20-13 小腿外侧带

（3）阴虚火旺：加大腿内侧带、小腿内侧带、小腿前侧带（图2-20-14~图2-20-16）。

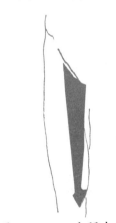 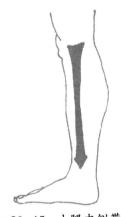

图2-20-14 大腿内侧带　　　图2-20-15 小腿内侧带

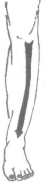

图2-20-16 小腿前侧带

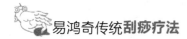
（4）邪热郁蒸：加上胁带、髂胁带、小腿内侧带（图2-20-17、图2-20-18）。以上均施干刮法，以透热为度。

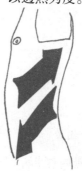

图2-20-17　上胁带、髂胁带

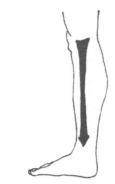

图2-20-18　小腿内侧带

二十一、自主神经功能失调

自主神经是调节内脏器官活动的神经，在正常情况下，人体对内外界环境的刺激必须做出反应及相应的调节，以适应其内外环境的变化。这些功能必须有自主神经的参与。如果不能进行相应的调节，将出现自主神经功能失调的一系列症状。

（一）病因病机

五志过极、七情内伤是自主神经功能失调的主因，主要因忧思伤脾，脾失健运，胃失和降，情志不舒，肝气郁结，疏泄失司，气郁气滞，郁火上逆，燔灼三焦，火热伤阴，营血不足，心神失养，脏腑气血阴阳失调所致。

自主神经功能失调是临床常见的症候群，多以主观感受为主，客观症状有时不明显，一般有以下症状。

（1）全身症状：全身疲劳，倦怠，发热，发冷，多汗，焦虑不安，情绪不稳，健忘，腹胀，胸部不适。

（2）精神症状：失眠，多梦，头昏，头痛，耳鸣，感觉过敏或迟钝，四肢无力。

（3）心血管症状：血压不稳，心律失常，胸部压迫感，四肢厥冷或发绀。

（4）呼吸症状：呼吸紧迫、困难，气喘，喉部异物感。

（5）消化症状：食欲缺乏，腹部胀满，恶心，呕吐，腹泻。

（6）泌尿生殖系统症状：尿频，多尿，夜尿，月经失调，性功能障碍等。

（7）皮肤症状：排汗增多或减少，阵发性皮肤潮红，皮肤瘙痒。

（二）治法

1. 主带　心肺带、消化带、泌尿生殖带、八髎带（图2-21-1）。

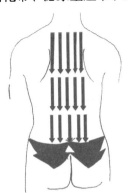

图2-21-1　心肺带、消化带、泌尿生殖带、八髎带

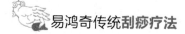
2．配带

（1）精神症状：加头部诸带、前臂诸带、小腿诸带（图2-21-2~图2-21-12）。

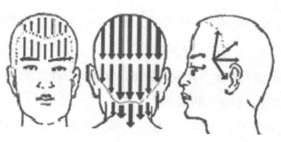

图2-21-2　头部诸带

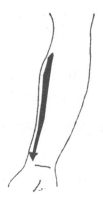

图2-21-3　前臂内桡侧带

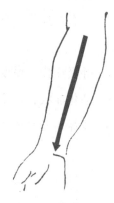

图2-21-4　前臂内中带

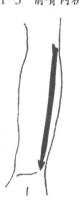

图2-21-5　前臂内尺侧带

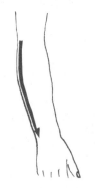

图2-21-6　前臂外尺侧带

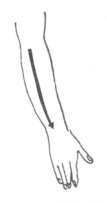

图2-21-7 前臂外中侧带

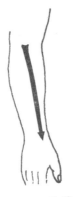

图2-21-8 前臂外桡侧带

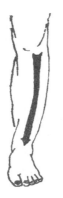

图2-21-9 小腿前侧带

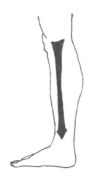

图2-21-10 小腿侧带

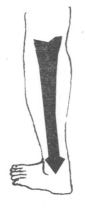

图2-21-11 小腿后侧带

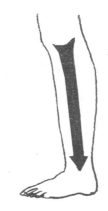

图2-21-12 小腿外侧带

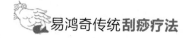
（2）心血管症状：加肩胛带，胸中带，胸部两侧带，大臂内中、内后带，前臂内中、内尺侧带（图2-21-13~图2-21-18）。

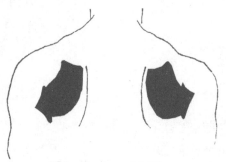

图2-21-13　肩胛带

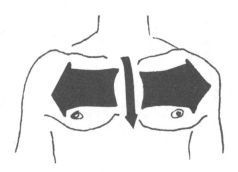

图2-21-14　胸中带、胸部两侧带

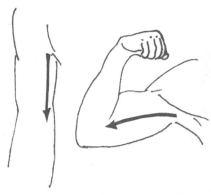

图2-21-15　大臂内后带

160

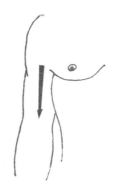

图2-21-16　大臂内中带

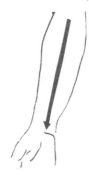

图2-21-17　前臂内中带

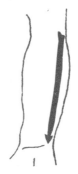

图2-21-18　前臂内尺侧带

（3）呼吸症状：加颈部带，胸中带，胸部两侧带，大肠带，大臂内前侧、外前侧带，小臂内桡侧、外桡侧带（图2-21-19~图2-21-22）。

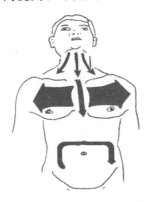

图2-21-19　颈部带、胸中带、胸部两侧带

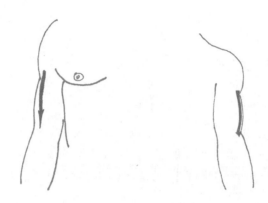

图2-21-20 大臂内前侧带、大臂外前侧带

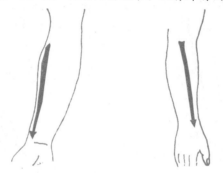

图2-21-21 前臂内桡侧带 图2-21-22 前臂外桡侧带

（4）消化症状：加上腹中带、小肠带、大肠带、上胁带、髂胁带、小腿前侧带（图2-21-23~图2-21-25）。

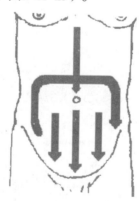

图2-21-23 上腹中带、小肠带、大肠带

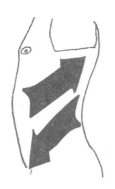
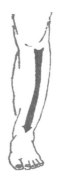

图2-21-24　上胁带、髂胁带　　　图2-21-25　小腿前侧带

（5）泌尿生殖系统症状：加小肠带、大腿内侧带、小腿内侧带、足部掌侧带（图2-21-26~图2-21-29）。

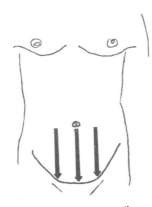
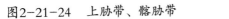

图2-21-26　小肠带

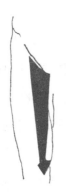
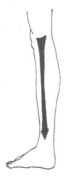

图2-21-27　大腿内侧带　　　　图2-21-28　小腿内侧带

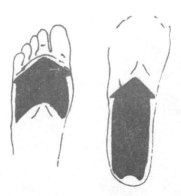

图2-21-29 足部掌侧带

（6）皮肤症状：加胸中带，胸部两侧带，大肠带，大臂内侧带、外侧带，前臂内桡侧带、外桡侧带，大腿外侧带（图略）。

二十二、月经不调

月经不调是指月经周期不准（一个月一次或几个月一次），提前或错后，经量或多或少，经水淋漓不净，经色变异（或鲜红，或淡红，或黑紫色）。

（一）病因病机

月经不调是由器质性病变或功能失常所致，主因是七情所伤或外感六淫，由于先天禀赋不足，或遗传因素，以及多产房劳，或劳倦过度，致脏气受损，肾肝脾功能失常，气血失调，冲任二脉损伤，发为月经不调。

1. 行经先期　多由忧思郁结，久欲化火，或热蕴胞宫，以致血热妄行，经期超前。经早，甚至一月两次，经色鲜红或紫，伴有烦热，口干渴，喜冷饮，舌红、苔黄，脉数。

2. 行经后期　多因寒邪留滞，或因阳虚血衰，影响冲任，致经不应期。经迟，经色淡暗，畏寒喜热，舌淡润，脉迟或细。

3．经不定期 房事劳倦，生育过多，或长期失血，或脾胃素虚，损及肝肾，致使冲任失职，导致行经错乱而无定期。经乱，经量或多或少，经色或紫或淡，体质虚弱，面色萎黄，舌淡，脉细涩。

（二）治法

1．主带 消化带、泌尿生殖带、八髎带、小肠带（图2-22-1、图2-22-2）。

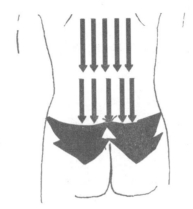

图2-22-1 消化带、泌尿生殖带、八髎带

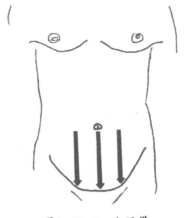

图2-22-2 小肠带

2．配带

（1）经早：加胸中带、上胁带、髂胁带、小腿内侧带、足部内踝侧

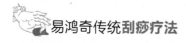
至大趾带（图2-22-3~图2-22-6）

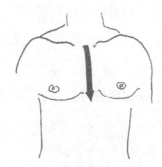

图2-22-3　胸中带

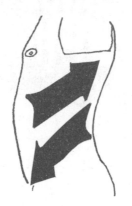

图2-22-4　上胁带、髂胁带

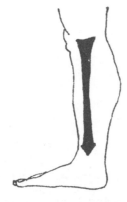

图2-22-5　小腿内侧带

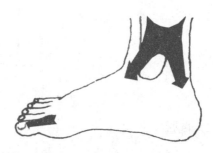

图2-22-6　足部内踝侧、足大趾带

（2）经迟：八髎带，上腹中带，大肠带，大腿内侧带，小腿前侧带，小腿外侧带，足部背侧至足大趾、足二趾带（图2-22-7~图2-22-11）。以上诸带均施干刮法，以透热为度。

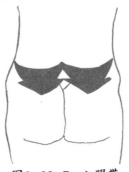

图2-22-7　八髎带

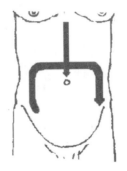

图2-22-8　上腹中带、大肠带

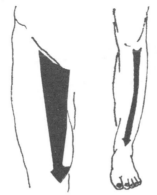

图2-22-9　大腿内侧带、小腿前侧带

167

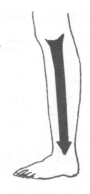
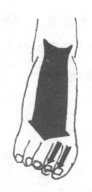

图2-22-10　小腿外侧带　　　图2-22-11　足部背侧至足大趾、足二趾带

（3）经乱：加八髎带、小腿前侧带、小腿内侧带、足部诸带（图2-22-12~图2-22-16）。均施干刮法，以透热为度。

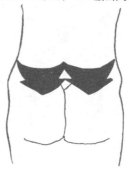

图2-22-12　八髎带

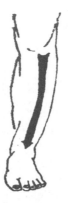
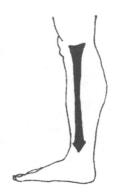

图2-22-13　小腿前侧带　　　图2-22-14　小腿内侧带

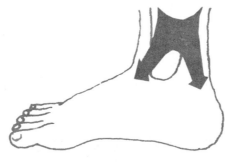

图2-22-15　足内踝带

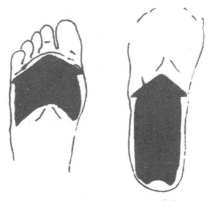

图2-22-16　足部掌侧带

二十三、闭经

凡发育正常的女子，年龄在14岁左右月经应按期来潮，如超过18周岁而尚未来潮，或已形成月经周期，复停经3个月以上（妊娠和哺乳期除外），均可称为闭经。若先天性无子宫、无卵巢、无阴道，或处女膜闭锁及部分由器质性病变所致闭经，则不属于本篇讨论范围。

（一）病因病机

闭经为冲任气血失调，有虚、实两个方面。虚者多因肝肾不足，精血两亏；或因气血虚弱，血海空虚，无余可下。实者，多因气滞血瘀，痰湿阻滞，冲任不通，经血不得下行，导致闭经。

1．气滞血瘀　月经数月不行，精神郁滞，烦躁易怒，胸胁胀满，少腹胀痛，舌边紫黯或有瘀点，脉沉弦或沉涩。

2．痰湿阻滞　月经停闭，形体肥胖，呕恶痰多，神疲倦怠，带多白色，苔腻，脉滑。

3．肝肾不足　月经超龄未至，或初潮较迟，量少色淡，渐至经闭，头晕耳鸣，腰膝酸软，口干咽燥，五心烦热，潮热汗出，面色黯淡，两颧潮红，舌质红或舌淡少苔，脉细弦或细涩。

4．气血虚弱　月经量少渐至停闭，面色苍白或萎黄，神疲乏力，气短懒言，心悸怔忡，纳少便溏，唇舌色淡，脉细弱或细缓无力。

（二）治法

1．主带　消化带、泌尿生殖带、小肠带、大腿内侧带（图2-23-1～图2-23-3）。

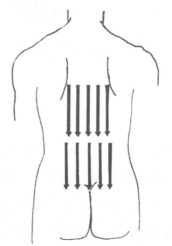

图2-23-1　消化带、泌尿生殖带

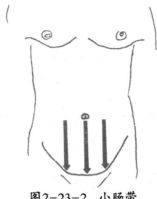

图2-23-2　小肠带

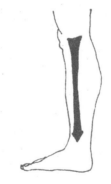

图2-23-3　大腿内侧带

2．配带

（1）气滞血瘀：加胸中带、上胁带、髂胁带、小腿内侧带、足内踝至足大趾带（图2-23-4~图2-23-7）。

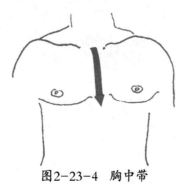

图2-23-4　胸中带

171

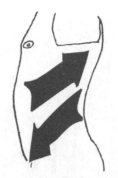

图2-23-5 上胁带、髂胁带

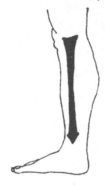

图2-23-6 小腿内侧带

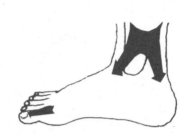

图2-23-7 足内踝至足大趾带

（2）痰湿阻滞：加八髎带、大肠带、小腿前侧带、小腿外侧带、足部诸带（图2-23-8~图2-23-14）。

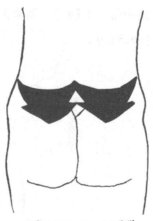

图2-23-8 八髎带

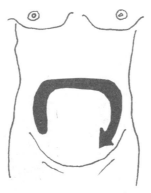

图2-23-9　大肠带

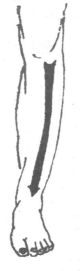

图2-23-10　小腿前侧带

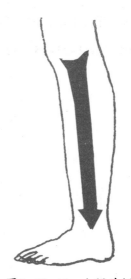

图2-23-11　小腿外侧带

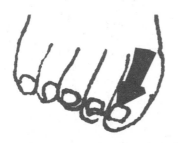

图2-23-12　足大趾背侧带

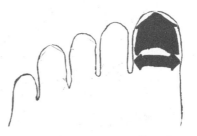

图2-23-13　足大趾掌侧带

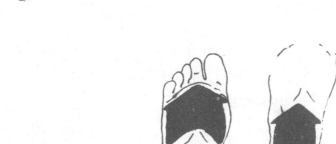

图2-23-14　足部掌侧带

（3）肝肾不足：加八髎带、小腿内侧带、小臂内侧尺带、头部带、足部诸带（图2-23-15~图2-23-18，头部诸带略）。均施干刮法，以透热为度。

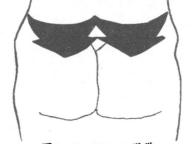

图2-23-15　八髎带

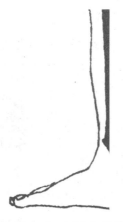

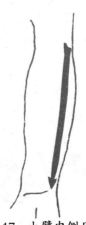

图2-23-16　小腿内侧带　　　图2-23-17　小臂内侧尺带

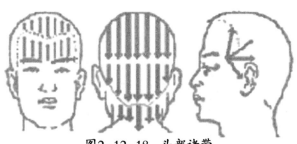

图2-12-18 头部诸带

（4）气血虚弱：加心肺带、八髎带、小腿内侧带、小腿前侧带、足部诸带、小臂内侧中带、小臂内尺侧带（图2-23-19~图2-23-26）。均施干刮法，以透热为度。

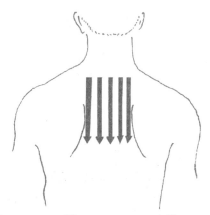

图2-23-19 心肺带

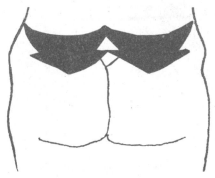

图2-23-20 八髎带

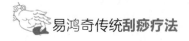
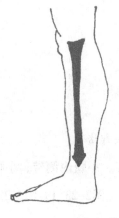
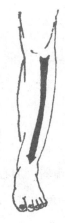

图2-23-21　小腿内侧带　　　图2-23-22　小腿前侧带

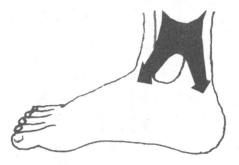

图2-23-23　足部内踝带

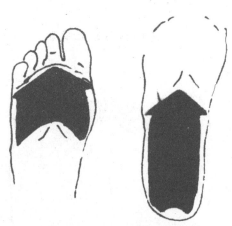

图2-23-24　足部掌侧带

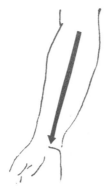
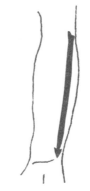
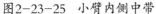

图2-23-25　小臂内侧中带　　　图2-23-26　小臂内尺侧带

二十四、痛经

妇女月经期间，或行经前后，小腹及腰部疼痛，并随着月经周期发作，称为痛经。

（一）病因病机

痛经可分为虚、实两类。实证多由行经期受寒引冷，以致血络凝滞，瘀血停滞胞中，行经受阻，不通则痛；或因情志郁结，行经不畅而成。虚证每因精血素亏，大病、久病之后，气血不足，胞脉失养所致。

一般经前、经期痛者属实，经后痛者属虚；得热痛减者属寒，得热痛剧者属热；痛时拒按者属实，痛时喜按者属虚；痛甚于胀且血块排出后疼痛减轻者为血瘀，胀甚于痛者为气滞。另外，绞痛、冷痛属寒，刺痛属热；绵绵作痛或隐痛为虚。本篇主要讨论的是气血运行不畅所致的痛经。经水为血所化生。若气充血沛，气顺血和，气随血行，则行经畅通；若气虚血少，气滞血瘀，则行经不畅，不通则痛。引起气血不畅的原因有气滞血瘀、寒湿凝滞、气血虚损等。

（二）治法

1. 主带　消化带、泌尿生殖带、八髎带、小肠带（图2-24-1、图

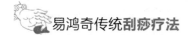
2-24-2）。

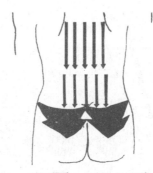

图2-24-1　消化带、泌尿生殖带、八髎带

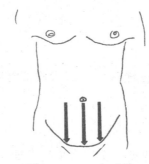

图2-24-2　小肠带

2. 配带

（1）气滞血瘀：加胸中带、上胁带、髂胁带、小腿内侧带、足内踝至足大趾带（图2-24-3~图2-24-6）。

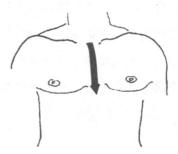

图2-24-3　胸中带

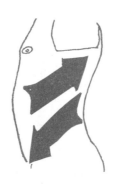

图2-24-4 上胁带、髂胁带

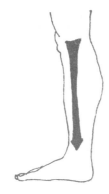

图2-24-5 小腿内侧带

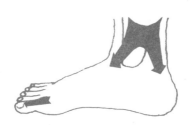

图2-24-6 足内踝至足大趾带

（2）寒湿凝滞：加大腿前侧带、小腿前侧带、小腿内侧带（图 2-24-7~图2-24-9）。

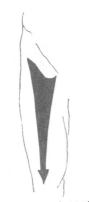

图2-24-7 大腿前侧带

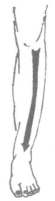

图2-24-8 小腿前侧带

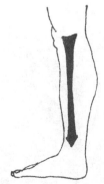

图2-24-9　小腿内侧带

（3）气血虚损：加上腹中带、小腿前侧带、小腿内侧带（图2-24-10~图2-24-12）。以上均施干刮法，以透热为度。

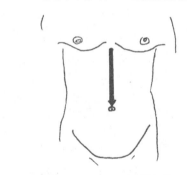

图2-24-10　上腹中带

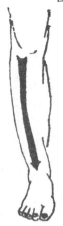

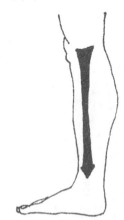

图2-24-11　小腿前侧带　　　　图2-24-12　小腿内侧带

二十五、带下

古人把妇科病称为带下病，这是广义的带下。狭义的带下，是指从妇女阴道流出一种黏腻的物质，如带一样绵绵不断，生殖器炎症如阴道炎、宫颈糜烂、宫颈炎、盆腔炎等，均可归入带下病。此外，子宫颈癌、子宫体癌合并感染时，常带下量多，气味恶臭。

（一）病因病机

带下多由任脉不固，带脉失约，以致水湿浊液下注而成；或饮食劳倦，损伤脾胃，运化失职，聚湿下行，发为带下。带下按颜色不同，分为白带、黄带、赤带、赤白带、青带、黑带、五色带等。

1. 白带　色白如蛋清，似黏液，绵绵如带状。脾虚者量多，肝郁者时多时少，湿热下注者带有腥臭，兼有阴痒（以念珠菌阴道炎、滴虫性阴道炎为多见）。

2. 黄带　色淡黄，甚则浓如茶汁。多由阴湿邪盛，湿郁化热，伤及任脉所致。若为灰黄色泡沫状的稀薄液，多为滴虫性阴道炎；如呈黄白色，黏稠或脓样，多为慢性宫颈炎。

3. 赤带　色红而黏浊，淋漓不断似血非血的分泌物，为心肝火盛所致，属热居多；若纯赤色属"经漏"，多由于饮食劳倦，脾失健运，湿热下注所致，属虚居多；夹杂白色，称赤白带，多因湿热留恋，夹杂胞内瘀血，或情志郁结所致，属湿热夹杂者居多。本病多见于宫颈糜烂、子宫息肉，如长期未愈，应考虑癌变，及早诊治。

4. 青带　色青绿而黏腻、味臭秽的液体，多因肝经湿热下注所致。

5. 黑带　色黑如豆汁，或稠或稀，或臭或腥的分泌物，也有在赤白带中杂以黑色，为热盛熏蒸，肾水亏虚所致。

6. 五色带　多种颜色相杂而有恶臭的分泌物，多为湿热蕴蒸下焦，积瘀成毒，日久溃腐所致，应考虑子宫颈或子宫体癌，及早做出诊断。

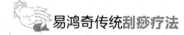

（二）治法

1. 主带　消化带、泌尿生殖带、八髎带、髂胁带、小肠带（图2-25-1~图2-25-3）。

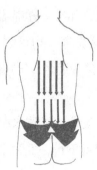

图2-25-1　消化带、泌尿生殖带、八髎带

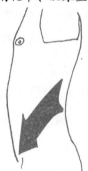

图2-25-2　髂胁带

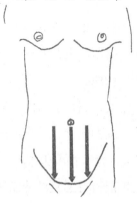

图2-25-3　小肠带

2．配带

（1）脾虚：加上腹中带、大肠带、大腿内侧带、小腿内侧带、小腿前侧带（图2-25-4~图2-25-7）。

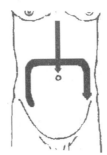

图2-25-4 上腹中带、大肠带

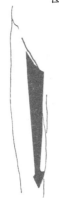
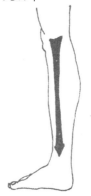

图2-25-5 大腿内侧带　　图2-25-6 小腿内侧带

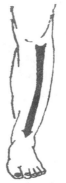

图2-25-7 小腿前侧带

（2）心肝火盛：加心肺带，胸中带，上腹中带，上胁带，前臂内中、内尺侧带，大腿内侧带，小腿内侧带（图2-25-8~图2-25-14）。以上均施干刮法，以透热为度。

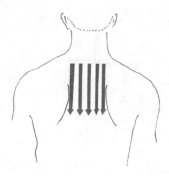

图2-25-8　心肺带

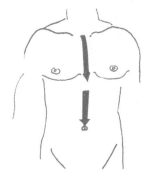

图2-25-9　胸中带、上腹中带

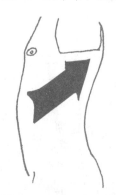

图2-25-10　上胁带

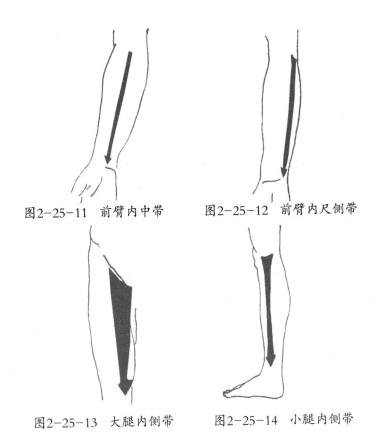

图2-25-11　前臂内中带　　图2-25-12　前臂内尺侧带

图2-25-13　大腿内侧带　　图2-25-14　小腿内侧带

滴虫病、念珠菌病及癌症不在本刮痧疗法主治范围之内。但应正确对待，应速去医院诊治。

二十六、乳房囊性增生

乳房囊性增生是妇女多发病之一，以乳腺小叶增生或乳腺管周围间质的良性增大为特征并伴有既非炎症亦非肿瘤的、大小不等的囊性肿块。也可发生在腺管内，而表现为上皮的乳头增生伴乳管囊性括张。乳房囊性增生最常见于25~40岁，临床表现为一侧或两侧乳房内大小不一的囊肿，肿块的形态、大小、质地都有较大的差异，有软韧、坚韧、囊性感不等，有颗粒状、圆形、扁平状不定。小的如针头，大的直径可超过5cm，囊内可有灰白色或血性分泌液。囊肿边界不清，肿块常靠近乳房的周边部，其四周的乳腺组织常散在结节，肿块较大而且较浅者可以摸到囊性肿块，肿块较小而且深在者则不明显。肿块与皮肤及筋膜都没有粘连，可以推动。乳房表皮正常，乳痛者占患者的60%以上，可有胀痛或刺痛，常周期性地加重于月经前期，也有少数患者没有周期性变化而持续疼痛。患有乳腺囊性增生的患者常兼有烦躁、易怒、胸闷、嗳气、口苦、咽干等症。

（一）病因病机

乳房囊性增生属于中医"乳癖"范围。主要病因有两方面：一为肝郁痰凝，二为冲任失调。主要病机为情志不遂，或受到精神刺激，导致肝气郁结，气机阻滞，思虑伤脾，脾失健运，痰浊内生，肝郁痰凝，气血瘀滞，阻于乳络而发；或为冲任失调，上则乳房痰浊凝结而发病，下则经水逆乱而月经失调。

现代医学认为本病与孕激素和雌激素比例失衡有关。患病妇女也常表现为月经不正常。亦有认为本病多为癌前病变。

（二）治法

1. 主带　心肺带、消化带、泌尿生殖带、肩胛带、背部两侧带、胸中带、胸部两侧带（图2-26-1~图2-26-3）。

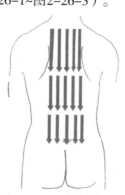

图2-26-1　心肺带、消化带、泌尿生殖带

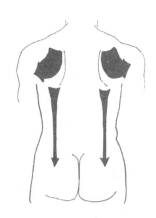

图2-26-2 肩胛带、背部两侧带

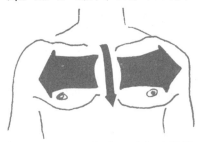

图2-26-3 胸中带、胸部两侧带

2．配带

（1）气滞血瘀：加上胁带、髂胁带、小腿内侧带（图2-26-4、图2-26-5）。

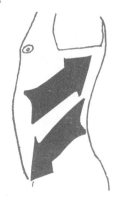 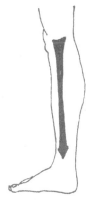

图2-26-4 上胁带、髂胁带　　　图2-26-5 小腿内侧带

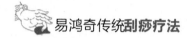

（2）痰湿凝结：加小肠带、大肠带、小腿前侧带、小腿外侧带（图2-26-6~图2-26-8）。

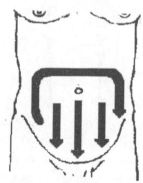

图2-26-6　小肠带、大肠带

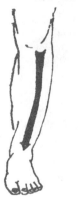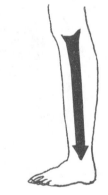

图2-26-7　小腿前侧带　　　图2-26-8　小腿外侧带

（3）肾气不足：加八髎带、小肠中带、小腿内侧带（图2-26-9~图2-26-11）。

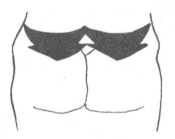

图2-26-9　八髎带

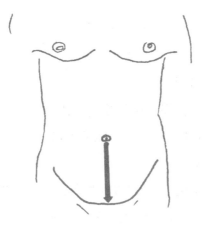

图2-26-10 小肠中带

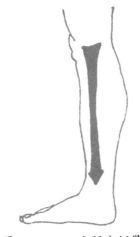

图2-26-11 小腿内侧带

二十七、更年期综合征

更年期综合征是指妇女在绝经前后所出现的一系列症状。多见于45~55岁的妇女。更年期可分为绝经前期（卵巢功能开始衰退，月经周期延长且不规则，经量渐少）、绝经期（月经停止，一般为45岁以上，停经已达1年者，则最后一次月经即为绝经期）、绝经后期（卵巢内分泌功能完全消失时期，即进入老年期前的阶段）。

更年期综合征的症状为心悸、头痛、头晕、耳鸣、抑郁、孤僻、多疑、妄想、失眠、健忘、心烦、易怒、汗出、浮肿、便溏、尿频、尿急、面部潮红、五心烦热、腰酸腿软、倦怠无力、骨质疏松、关节疼痛、血压不稳、神经质（严重时颇似精神分裂症）。

（一）病因病机

更年期综合征为妇女（绝经期）肾气渐衰，冲任二脉功能减退而发生月经失调、断绝的自然生理变化。肾为先天之本，内寓元阴元阳，肾虚则阴阳失调，必然影响其他脏腑，若素体较弱，又兼精神因素或其他因素影响，一时又不能适应这种变化时，就可能出现一系列阴阳失调的证候。

（二）治法

1. 主带　心肺带、消化带、泌尿生殖带、八髎带（图2-27-1）。

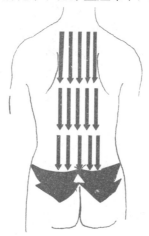

图2-27-1　心肺带、消化带、泌尿生殖带、八髎带

2. 配带

（1）心悸、心烦、血压不稳、面部潮红、五心烦热：加胸中带、胸部两侧带、大臂内中带、前臂内中带、大臂内后侧带、前臂内尺侧带、前臂内桡侧带、手部掌侧带、足部掌侧带（图2-27-2~图2-27-9）。

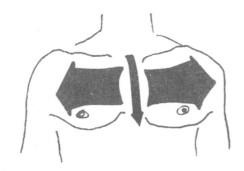

图2-27-2　胸中带、胸部两侧带

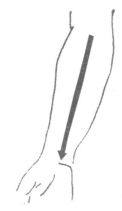

图2-27-3　大臂内中带

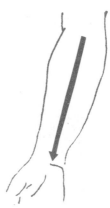

图2-27-4　前臂内中带

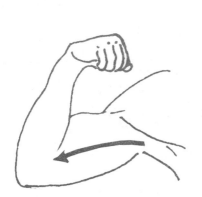

图2-27-5　大臂内后侧带

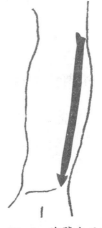

图2-27-6　前臂内尺侧带

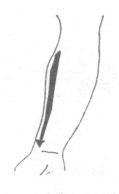

图2-27-7　前臂内桡侧带

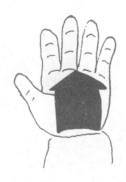

图2-27-8　手部掌侧带

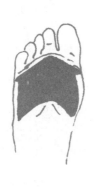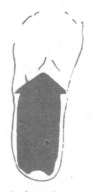

图2-27-9　足部掌侧带

（2）头晕、耳鸣、失眠、健忘、抑郁、孤僻、多疑、妄想：加头部诸带，前臂内中、内桡侧带，手部掌侧带，小腿内侧带，足部掌侧带（图2-27-10~图2-27-15）。

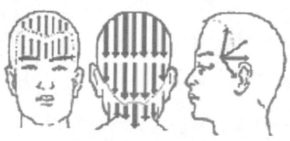

图2-27-10　头部诸带

192

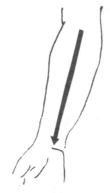

图2-27-11 前臂内中带

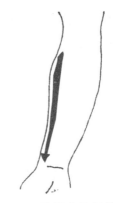

图2-27-12 前臂内桡侧带

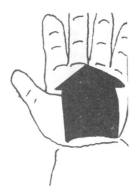

图2-27-13 手部掌侧带

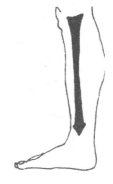

图2-27-14 小腿内侧带

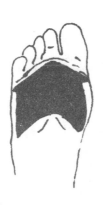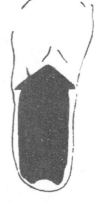

图2-27-15 足部掌侧带

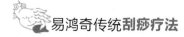

（3）烦躁易怒：加胸中带、胸部两侧带、上胁带、髂胁带、小腿内侧带（图2-27-16~图2-27-18）。

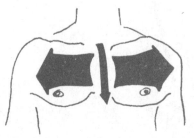

图2-27-16　胸中带、胸部两侧带

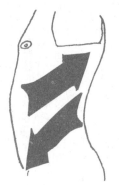

图2-27-17　上胁带、髂胁带

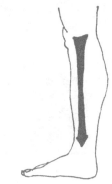

图2-27-18　小腿内侧带

（4）腰酸腿软、倦怠无力：加小肠带、小腿前侧带、足部诸带（图2-27-19~图2-27-22）。

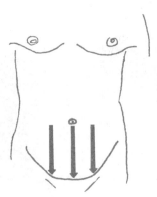

图2-27-19　小肠带

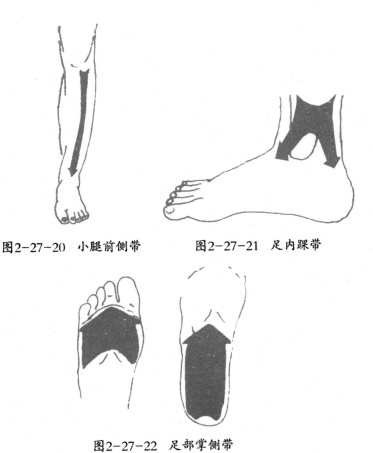

图2-27-20 小腿前侧带　　　图2-27-21 足内踝带

图2-27-22 足部掌侧带

（5）骨质疏松、关节疼痛：加四肢部诸带（图略）。

以上诸带均施干刮法，以渗透为度。

二十八、疳积（小儿营养不良）

疳积是疳证和积滞的总称。积滞是指小儿伤于乳食，损伤脾胃，而致脾胃运化失司，积聚留滞于中。疳证是指气液干涸，身体羸瘦，多为积滞的进一步发展。"无积不成疳"，虫积也可导致疳证。疳积是摄食不足或摄入食物不能充分利用的结果。

（一）病因病机

疳积多由乳食无度，断乳过早，喂养不当，病后失调，药物攻伐太过，导致中焦壅滞，损伤脾胃，不能消磨水谷形成积滞，身体日见羸瘦，气阴耗损，终成疳证；亦可因饮食不洁，感染虫疾而耗夺乳食精微，气血受戕，不能濡养脏腑筋肉，日久成疳。

1. 积滞伤脾　形体消瘦，体重不增，纳食不香，大便不调，便有恶臭，腹部胀满，精神不振，夜眠不安，苔厚腻。

2. 气血两亏　毛发枯黄稀疏，骨瘦如柴，腹部凹陷，四肢不温，啼声低小，睡卧不宁，大便溏泄，面色萎黄或㿠白，精神萎靡或烦躁，发育障碍，舌淡、苔黄，指纹色淡。

（二）治法

1. 主带　消化带、泌尿生殖带、八髎带、上腹中带、小肠带、大肠带、小腿前侧带（图2-28-1~图2-28-3）。

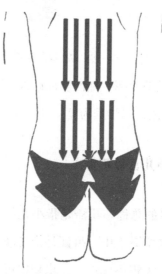

图2-28-1　消化带、泌尿生殖带、八髎带

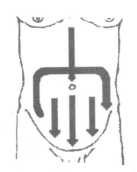

图2-28-2　上腹中带、小肠带、大肠带

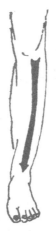

图2-28-3　小腿前侧带

2．配带

（1）积滞伤脾：加头部诸带（图2-28-4）。

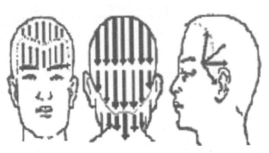

图2-28-4　头部诸带

197

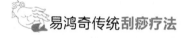

（2）气血两亏：加心肺带、前臂诸带、小腿诸带（图2-28-5~图2-28-15）。

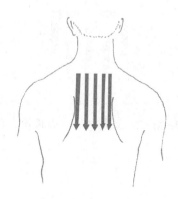

图2-28-5　心肺带

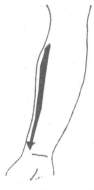

图2-28-6　前臂内桡侧带

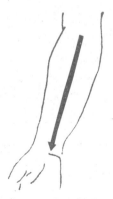

图2-28-7　前臂内中带

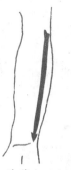

图2-28-8　前臂内尺侧带

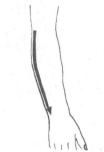

图2-28-9　前臂外尺侧带

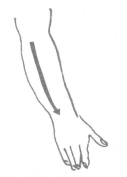

图2-28-10　前臂外中侧带

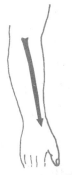

图2-28-11　前臂外桡侧带

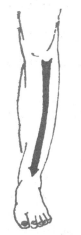

图2-28-12　小腿前侧带

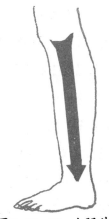

图2-28-13　小腿外侧带

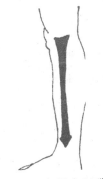

图2-28-14　小腿内侧带

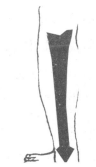

图2-28-15　小腿后侧带

以上均施干刮法，以渗透为度。

二十九、惊风

（一）病因病机

急惊风多以外感六淫、疫毒之邪为主，偶由暴受惊恐所致。《厘正按摩要术》中说："惊风者，惊生于心，风生于肝。小儿热盛生痰，痰盛生惊。"风、热、痰、火之邪或突受惊吓及食滞等是惊风最常见的原因。小儿由于形体未充，体属纯阳，如外感时邪，易致阳气不得宣泄，急速化热，热盛生风，风热相煽，煎熬津液，凝结为痰，痰热壅闭。或小儿乳食不节，脾胃受损，水精布散失常，水液凝滞成痰，痰浊内蕴，生热化风而成。另外，精液亏损，津血耗伤，筋脉失其濡养，而致肢体拘急、搐搦、角弓反张而发作。

慢惊风多为急惊风失治，或大病后正气亏损，或久痢久泻、津血耗伤，筋脉失于滋养，或复受惊吓而致。

1. 急惊风　高热（39℃以上），面红唇赤，摇头弄舌，咬牙露齿，气急鼻煽，啼无涕泪，睡中惊悸，手足乱动，烦躁不安，继而神志昏迷，两眼上视，牙关紧闭，脊背强直，四肢抽搐、颤动，或阵发，或持续，脉浮数或弦滑。

食物积滞者：兼见脘腹胀满，便秘，苔厚腻。

痰湿内阻者：兼见喉中痰声漉漉，咳吐不利，呼吸急迫，苔白腻。

2. 慢惊风　面色苍白，嗜睡无神，两手握拳，抽搐无力，时作时止，或在沉睡中突发痉挛、四肢厥冷。

（二）治法

1. 急惊风　在鼻与上唇连线的上1/3处的人中（水沟）穴施点法，在额中带施轻刮指抹法，顶带施齿刮法（图2-29-1、图2-29-2）。

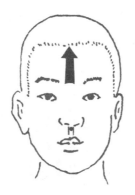

图2-29-1　点人中穴（水沟）、额中带

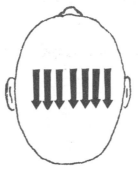

图2-29-2　顶部带

（1）角弓反张：加枕部带、项带、项肩带、心肺带、消化带（图2-29-3）。

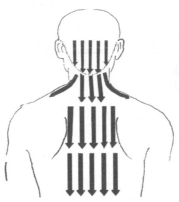

图2-29-3　枕部带、项带、项肩带、心肺带、消化带

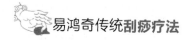

（2）导痰化痰：加心肺带、消化带、颈中带、胸中带、上胁带、小腿前侧带（图2-29-4~图2-29-7）。

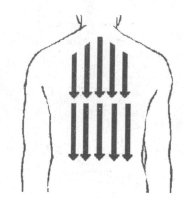

图2-29-4　心肺带、消化带

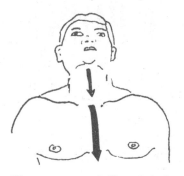

图2-29-5　颈中带、胸中带

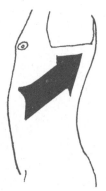

图2-29-6　上胁带

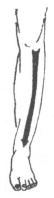

图2-29-7　小腿前侧带

（3）消食导滞：加消化带、上腹中带、小肠带、大肠带、小腿前侧带（图2-29-8~图2-29-10）。

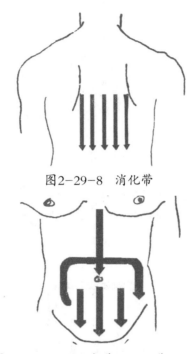

图2-29-8 消化带

图2-29-9 上腹中带、小肠带、大肠带

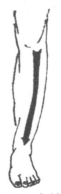

图2-29-10 小腿前侧带

（4）清热：加心肺带、消化带、泌尿生殖带、上腹中带、小肠带、大肠带、小腿后侧带、前臂内侧三条带（图2-29-11~图2-29-16）。

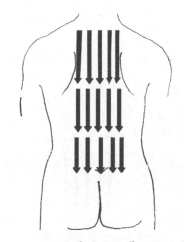

图2-29-11　心肺带、消化带、泌尿生殖带

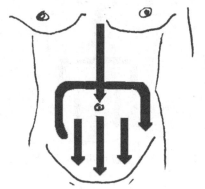

图2-29-12　上腹中带、小肠带、大肠带

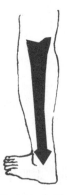 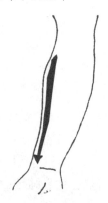

图2-29-13　小腿后侧带　　　图2-29-14　前臂内桡侧带

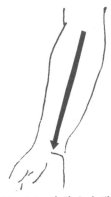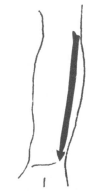

图2-29-15 前臂内中带　　　图2-29-16 前臂内尺侧带

2. 慢惊风　头部诸带、项带、项肩带、心肺带、消化带、泌尿生殖带、上腹中带、小肠带、大肠带、小腿前侧带、小腿内侧带、小腿后侧带、前臂内侧三条带（图2-29-17~图2-29-25）。

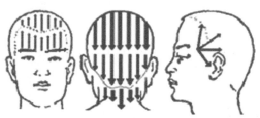

图2-29-17 头部诸带

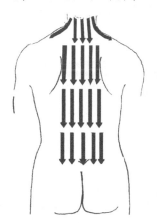

图2-29-18 项带、项肩带、心肺带、消化带、泌尿生殖带

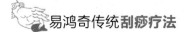

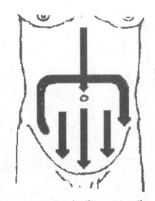

图2-29-19 上腹中带、小肠带、大肠带

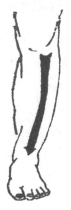

图2-29-20 小腿前侧带

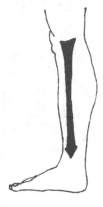

图2-29-21 小腿内侧带

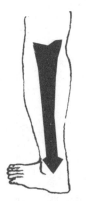

图2-29-22 小腿后侧带

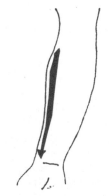

图2-29-23 前臂内桡侧带

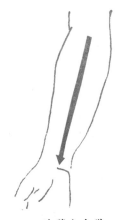

图2-29-24　前臂内中带

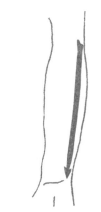

图2-29-25　前臂内尺侧带

三十、近视（假性近视）

近视是眼睛的调节功能失常，远处之物在视网膜之前成像，常为眼球前后径过长，或晶状体曲度过大所致。假性近视是由于睫状肌的持续性收缩，过度调节，导致调节痉挛，使眼球处于近视状态，这种近视状态称为假性近视。

（一）病因病机

近视就是古人说的"能近怯远"症，常由不善使用目力，劳瞻竭视；或肝肾两虚，精血不足，以致神光衰微，光华不能远及；或禀赋不足，先天遗传所致。

（二）治法

眉棱带、额中带、眉头带、眉腰带、眉尾带、鼻翼带、颞侧带（图2-30-1、图2-30-2），在诸带的起始端及结束端（带头、带尾处），均施点法，然后再施轻刮指抹法；枕部带，施齿刮法（图2-30-3）；项带、前臂外桡侧带（图2-30-3~图2-30-5）、小腿前侧带，施干刮法。

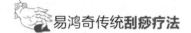

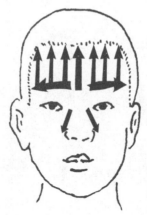

图2-30-1　眉棱带、额中带、眉头带、眉腰带、眉尾带

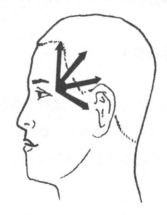

图2-30-2　颞侧带

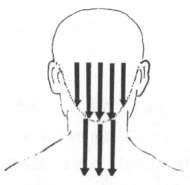

图2-30-3　枕部带、项带

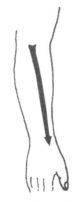
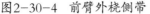
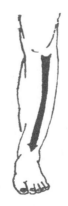

图2-30-4 前臂外桡侧带　　　图2-30-5 小腿外侧带

三十一、高眼压症

高眼压症是指多次测量眼压均在正常值以上，一般不超过4.0kPa（30mmHg），房角开放，未经治疗，经过多年的随访观察，仍不引起视神经盘和视野损害的一种累及双眼的临床现象。高眼压不能和青光眼混同，但高眼压也可能是青光眼的一个早期症状（据观察，高眼压患者病情自然发展5~10年后，产生视野损害的有近10%），确实有一部分高眼压患者转变为开角型青光眼。因此应把高眼压患者当作可疑青光眼进行观察。若一只眼已发生视力损害，另一只眼也应诊断为青光眼。引起高眼压的因素目前还不十分清楚，一般认为与局部解剖（先天发育异常）及遗传因素有关。另外，眼外伤、炎症、眼底病也可造成眼压增高。

高眼压症的临床表现为头痛、偏头痛、头涨痛、眼涨痛、眶上神经痛。

（一）病因病机

高眼压症中医属青风内障，系七情郁结，以及风、火、痰及肝之阴阳失调等导致气血失和，气机阻滞，目中玄府闭塞，神水滞积，水道不

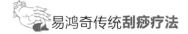

通，脉络失畅所致。本病主要涉及肝、脾、肾三脏，早期以实证多见，与肝有关；晚期以虚证为主，与肝、肾相关。

根据眼痛的性质有定时、持续、轻重、牵连部位等的不同，再结合全身的症状，作为阴阳、寒热、虚实的辨证依据。如：眼珠日间痛者属阳，夜间痛者属阴。痛而躁闷为气实，痛而恶寒为气虚。隐隐而痛，时作时止，为阴虚火动；痛如针刺，持续无间，为火邪有余。眼干涩不舒，为津液耗损，或为水亏血虚；目赤痛而多眵泪，为风热壅盛。二便清利，目微赤痛者，为虚火上浮；二便不利，目赤而痛者，为实火内困。饱食则甚者多实，饥时则甚者多虚。眼痛，局部畏触按者为实，喜抚按者为虚。喜冷敷者多实，爱热熨者多虚。眼先痛而连头脑痛者属轻；头脑先痛而引及眼痛者属重。眼痛兼眼干涩、头晕耳鸣、遗精腰酸者为肝肾阴亏；兼眩晕心烦、怔忡健忘、梦扰难寐者为心营亏损；兼气弱懒言、肢软嗜卧、纳少便溏者为脾气虚弱；兼情志不舒、头晕目眩、胁痛口苦、咽干脉弦者为情志郁结。

（二）治法

1. 主带　眉棱带、眉头带、眉腰带、眉尾带、额中带于起始与结尾处先施点法，然后诸带再施轻刮指抹法；颞侧带施点刮法及齿刮法；前顶带、顶带、枕带、项带、项肩带等均施齿刮法（图2-31-1~图2-31-4）。

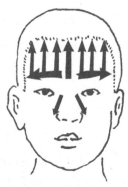

图2-31-1　眉棱带、眉头带、眉腰带、眉尾带、额中带

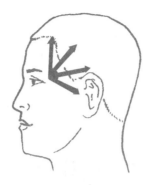

图2-31-2　颞侧带

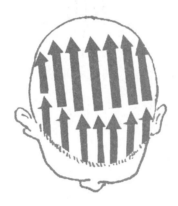

图2-31-3　前顶带、顶带

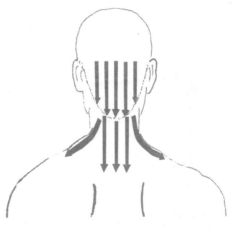

图2-31-4　枕带、项部带、项肩带

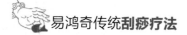

2. 配带

（1）肝肾不足：加消化带、泌尿生殖带、小肠带、小腿内侧带、足内踝带、足部掌侧带（图2-31-5~图2-31-9）。

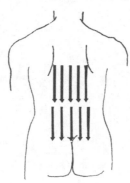

图2-31-5　消化带、泌尿生殖带

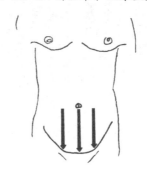

图2-31-6　小肠带

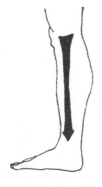

图2-31-7　小腿内侧带

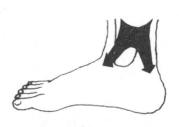

图2-31-8　足内踝带

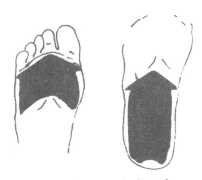

图2-31-9　足部掌侧带

（2）心营亏损：加心肺带、消化带、上腹中带、小肠带、小腿前侧带、小腿内侧带（图2-31-10~图2-31-13）。

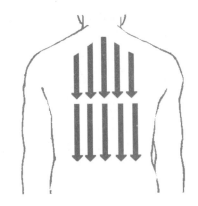

图2-31-10　心肺带、消化带

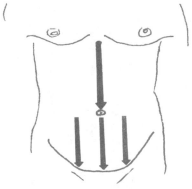

图2-31-11　上腹中带、小肠带

213

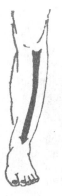
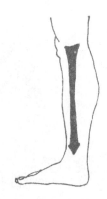

图2-31-12　小腿前侧带　　　　　图2-31-13　小腿内侧带

（3）饮食不节：加消化带、上腹中带、小肠带、大肠带、小腿前侧带、小腿内侧带、足部背侧带（图2-31-14~图2-31-18）。

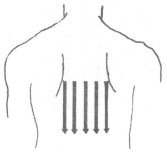

图2-31-14　消化带

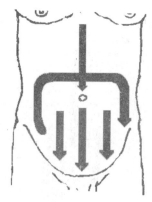

图2-31-15　上腹中带、小肠带、大肠带

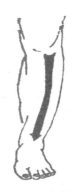 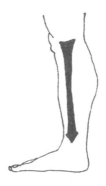

图2-31-16　小腿前侧带　　　图2-31-17　小腿内侧带

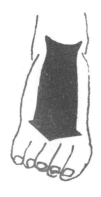

图2-31-18　足部背侧带

（4）情志郁结：加消化带、胸中带、胸部两侧带、上胁带、髂胁带、小肠带、小腿内侧带（图2-31-19~图2-31-23）。

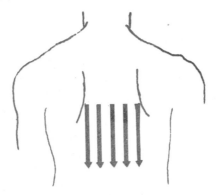

图2-31-19　消化带

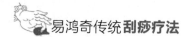
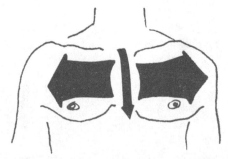

图2-31-20　胸中带、胸部两侧带

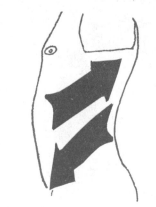

图2-31-21　上胁带、髂胁带

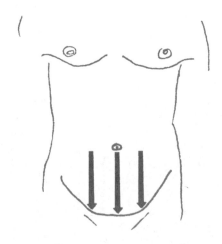

图2-31-22　小肠带

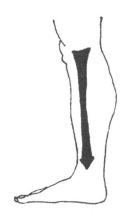

图2-31-23　小腿内侧带

高眼压症除戒五辛（《本草纲目》注：葱、蒜、韭、蓼蒿、芥）等刺激性食品外，还应注意少啖炙，多吃淡素，可避免胃肠蕴热，是减少眼疾发生的有效方法。另外，不可大量饮酒，酒虽有降眼压作用，但对视神经有毒害作用。吸烟可引起一过性的眼压增高，会加速对视神经的损害。不要喝浓茶，饮水量每次不要超过300mL。气候突变时要注意防护，特别是冬天寒冷或夏季闷热时发病率较高，要尽量避免外出，注意休息。平时要保证充足的睡眠，注意用眼调节。

三十二、耳鸣、耳聋

耳鸣以自觉耳内鸣响为主症，耳聋以听力减退或听觉丧失为主症。

（一）病因病机

耳鸣、耳聋的病因可分为内因和外因，内因多为恼怒、惊恐、肝胆风热上逆，致少阳经气闭阻，或肾虚气弱，精气不能上达于耳；外因为风邪侵袭，壅遏清窍，或突然暴响震伤耳窍所致。耳鸣常伴有听力下降。两者在病因病机及治疗方面大致相同，耳鸣与耳聋是同一病的不同发展阶段，"鸣者聋之渐也"，多与肝、胆、肾有关。耳鸣、耳聋亦有虚实之分。现代医学认为外耳道异物、中耳炎、耳硬化症、耳蜗病变、脑膜炎、高热及药物中毒等均可引起耳鸣、耳聋。

1. 实证

（1）肝胆火盛：突然耳鸣或耳聋，鸣声隆隆，按之不减，烦躁易怒，怒则更甚，头涨、头痛、面赤、口苦、咽干、大便秘结，小溲短赤，舌红、苔黄，脉弦数。

（2）痰火郁结：两耳蝉鸣，时轻时重，时而闭塞如聋，耳下胀痛，痰多，口苦，胸中烦闷，或胁痛，喜太息，二便不畅，苔薄黄而腻，脉弦滑。

（3）风热上扰：外感热病引起耳鸣或耳聋，耳内作痒，兼见眩晕、头痛、呕逆、烦闷，或兼寒热身痛表证，苔薄白腻，脉浮或弦数。

2. 虚证

（1）肾精亏虚：耳鸣或耳聋，兼见腰膝酸软，眩晕，颧红，口干，遗精，带下，手足心热，舌红，脉细弱或尺脉虚大。

（2）脾阳不振：耳鸣或耳聋，时轻时重，烦劳则加，休息暂减，神疲乏力，四肢困倦，食少便溏，苔薄白腻，脉细弱。

（二）治法

1. 主带　颞侧带、听迎带、下仓带、顶带、枕带、项带、项肩带（图2-32-1~图2-32-3）。

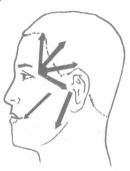

图2-32-1　颞侧带、听迎带、下仓带

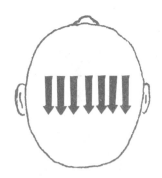

图2-32-2　顶带

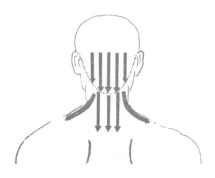

图2-32-3　枕带、项带、项肩带

2.配带

（1）肝胆火盛：加消化带、胸中带、上胁带、髂胁带、小腿内侧带、小腿外侧带（图2-32-4~图2-32-8）。

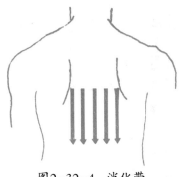

图2-32-4　消化带

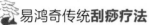
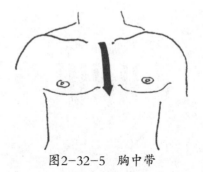

图2-32-5　胸中带

图2-32-6　上胁带、髂胁带

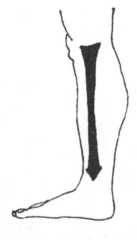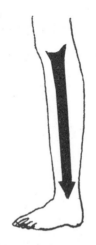

图2-32-7　小腿内侧带　　　　图2-32-8　小腿外侧带

（2）痰火郁结：加消化带、胸中带、上腹中带、上胁带、小肠带、大肠带、髂胁带、小腿前侧带、足部背侧带（图2-32-9~图2-32-13）。

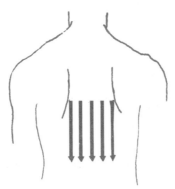

图2-32-9　消化带

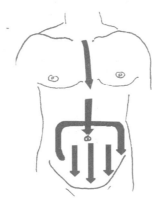

图2-32-10　胸中带、上腹中带、小肠带、大肠带

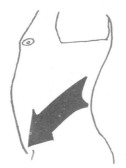

图2-32-11　髂胁带

221

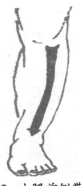
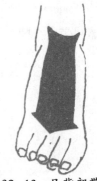

图2-32-12　小腿前侧带　　　　图2-32-13　足背部带

（3）风热上扰：加心肺带、胸中带、胸部两侧带、大臂内前侧带、前臂内桡侧带、大臂外前侧带、前臂外桡侧带、鱼际拇指带、合谷食指带（图2-32-14~图2-32-21）。

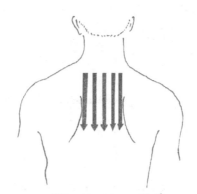

图2-32-14　心肺带

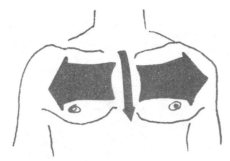

图2-32-15　胸中带、胸部两侧带

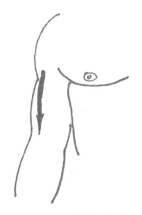

图2-32-16　大臂内前侧带

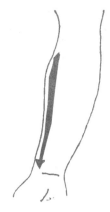

图2-32-17　前臂内桡侧带

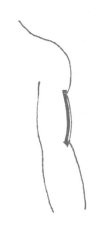

图2-32-18　大臂外前侧带

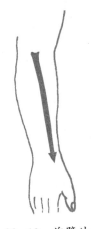

图2-32-19　前臂外桡侧带

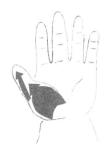

图2-32-20　鱼际拇指带

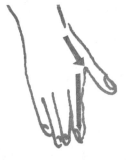

图2-32-21　合谷食指带

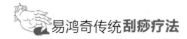

（4）肾精亏虚：加心肺带、消化带、泌尿生殖带、小肠带、小腿内侧带（图2-32-22~图2-32-24）。

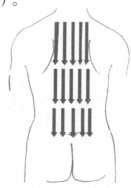

图2-32-22　心肺带、消化带、泌尿生殖带

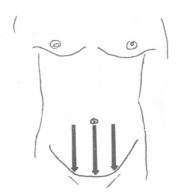

图2-32-23　小肠带

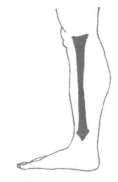

图2-32-24　小腿内侧带

（5）脾阳不振：加消化带、泌尿生殖带、胸中带、上腹中带、小肠带、四肢诸带（图2-32-25~图2-32-42）。

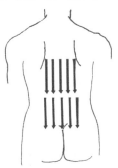

图2-32-25　消化带、泌尿生殖带

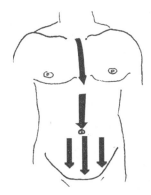

图2-32-26　胸中带、上腹中带、小肠带

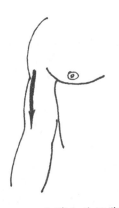 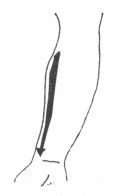

图2-32-27　大臂内前侧带　　　　图2-32-28　前臂内桡侧带

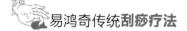
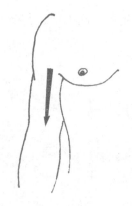

图2-32-29 大臂内中带

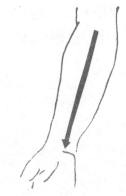

图2-32-30 前臂内中带

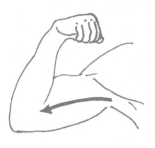

图2-32-31 大臂内后带

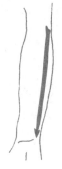

图2-32-32 前臂内尺侧带

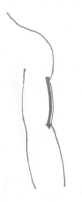

图2-32-33 大臂外前侧带

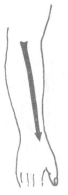

图2-32-34 前臂外桡侧带

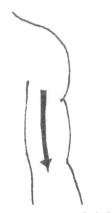

图2-32-35　大臂外中带

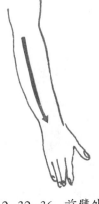

图2-32-36　前臂外中带

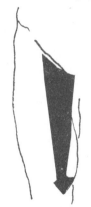

图2-32-37　大腿内侧带

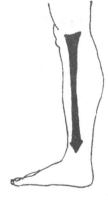

图2-32-38　小腿内侧带

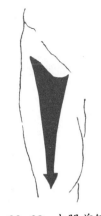

图2-32-39　大腿前侧带

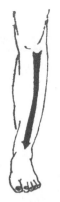

图2-32-40　小腿前侧带

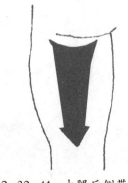
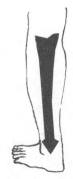

图2-32-41　大腿后侧带　　　　图2-32-42　小腿后侧带

三十三、慢性鼻炎

慢性鼻炎大多为急性鼻炎反复发作，引起鼻黏膜及黏膜下层慢性炎症性病变，或因外界有害气体长期刺激形成。

（一）病因病机

本病属鼻渊、鼻鼽范畴，表现为鼻塞、流涕，久而难愈。流脓涕而臭者为渊，属热；流清涕不臭者为鼽，属虚寒。鼻鼽涕清虽多属寒，但亦有属热者。

本病多因外感风热邪毒，或风寒侵袭，入里化热，热毒浊涕阻闭鼻窍；或胆经炎热，随经上犯，蒸灼鼻窍；或脾胃湿热，循胃经上扰等引起。慢性者多因脾肺虚弱，肺气不足致卫外不固，易感外邪。

（二）治法

鼻翼带先施点法，再施轻刮指抹法。额中带、眉头带、眉腰带、眉尾带、前顶带、枕带、项带、项肩带、心肺带、大臂内前侧带、前臂内桡侧带、大臂外前侧带、前臂外桡侧带、鱼际拇指带、合谷食指带（图2-33-1~图2-33-10）。

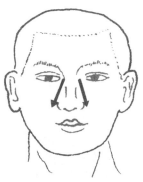

图2-33-1　鼻翼带

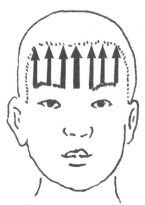

图2-33-2　额中带、眉头带、眉腰带、眉尾带

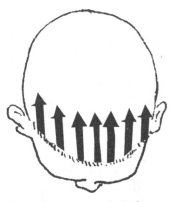

图2-33-3　前顶带

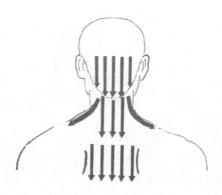

图2-33-4 枕带、项带、项肩带、心肺带

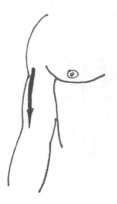

图2-33-5 大臂内前侧带

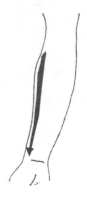

图2-33-6 前臂内桡侧带

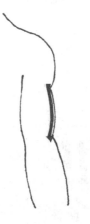

图2-33-7 大臂外前侧带

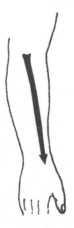

图2-33-8 前臂外桡侧带

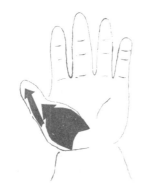
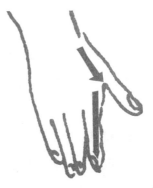

图2-33-9 鱼际拇指带　　　　图2-33-10 合谷食指带

胆经蕴热：加颞侧带、消化带（图2-33-11、图2-33-12）。

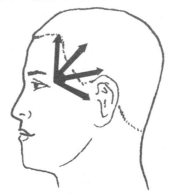

图2-33-11 颞侧带

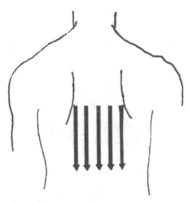

图2-33-12 消化带

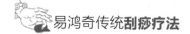

三十四、慢性咽炎

慢性咽炎是一种咽部黏膜的慢性炎症。患者常有咽部干燥，咽部黏膜充血，咽下部常有稠厚的黏液，咽后壁常有突起的淋巴滤泡，以及咳嗽、咽痛等症。

（一）病因病机

慢性咽炎与感受邪毒、五志过极、先天禀赋不足或肺胃二经郁热上壅而致。病机则可归纳为阴虚火旺、肝郁痰阻、气滞血瘀三方面。

（二）治法

枕带、项带、项肩带、心肺带、消化带、颈带、颈侧带、胸中带、胸部两侧带、大臂内前侧带及外前侧带、前臂内桡侧带及外桡侧带、鱼际拇指带、合谷食指带（图2-34-1~图2-34-8）。

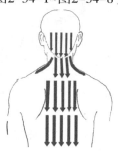

图2-34-1　枕带、项带、项肩带、心肺带、消化带

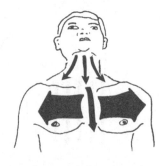

图2-34-2　颈带、颈侧带、胸中带、胸部两侧带

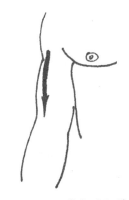

图2-34-3 大臂内前侧带

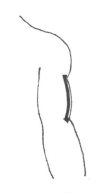

图2-34-4 大臂外前侧带

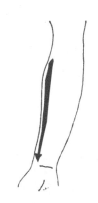

图2-34-5 前臂内桡侧带

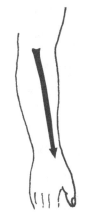

图2-34-6 前臂外桡侧带

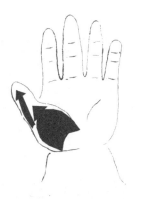

图2-34-7 鱼际拇指带

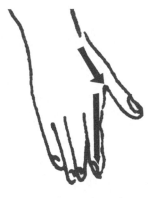

图2-34-8 合谷食指带

233

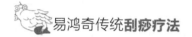

三十五、梅核气（癔球、咽部异物感）

梅核气是自觉喉中如有梅核大小的异物梗阻，咳之不出，吞之不下，胸膈痞闷，抑郁不舒，咽喉不红不肿的症状。

（一）病因病机

本病主要由于劳累过度、睡卧姿势不正、枕头过高或过低，使颈项一侧的肌肉群在较长的时间内处于过度伸展状态而发生痉挛；或因颈部急剧旋转、扭屈时，颈神经根张力增加被牵拉进入椎间孔，当颈部突然恢复到正常位置时，椎间孔相对减小，颈神经根此时正处于欲出而未出之位置，易被嵌夹，特别是膨大的后根易被嵌夹，出现落枕现象；或平素体虚或外感风寒、风热时，体内产生内热，当颈项部复受寒凉时，局部气血失调，经络受阻而致病发。成年人经常发作者，系颈椎病的前驱症状。

（二）治法

枕带、项带、项肩带、心肺带、消化带、颈带、胸中带、胸部两侧带、上腹中带、小肠带、大肠带、上胁带、髂胁带、前臂内桡侧带及外桡侧带、鱼际拇指带、合谷食指带、小腿前侧带（图2-35-1~图2-35-8）。

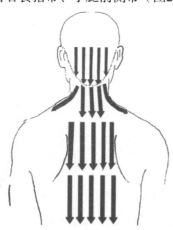

图2-35-1　枕带、项带、项肩带、心肺带、消化带

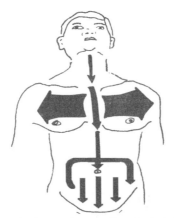

图2-35-2 颈带、胸中带、胸部两侧带、上腹中带、小肠带、大肠带

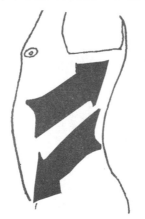

图2-35-3 上胁带、髂胁带

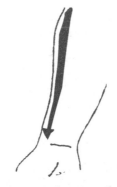 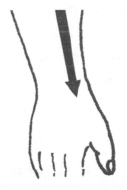

图2-35-4 前臂内桡侧带　　　　图2-35-5 前臂外桡侧带

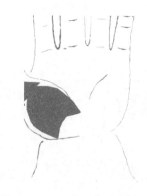

图2-35-6　鱼际拇指带

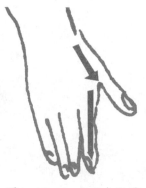

图2-35-7　合谷食指带

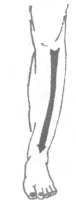

图2-35-8　小腿前侧带

三十六、落枕

落枕是颈部一侧痉挛、僵直、疼痛，头部转动不利、动则痛甚的常见症状。

（一）病因病机

落枕病因主要有两个方面：一是肌肉扭伤，如夜间睡眠姿势不良，头颈长时间处于过度偏转的位置；或因睡眠时枕头不合适，过高、过低或过硬，使头颈处于过伸或过屈状态，均可引起颈部一侧肌肉紧张，使

236

颈椎小关节扭错，时间较长即可发生静力性损伤，使伤处肌筋强硬不和，气血运行不畅，局部疼痛不适，动作明显受限等。二是感受风寒，如睡眠时受寒，盛夏贪凉，使颈背部气血凝滞，筋络痹阻，以致僵硬疼痛，动作不利。

（二）治法

枕带、项带、项肩带、肩胛带、肩周带、小腿后侧带、足部外踝及跟部带（图2-36-1~图2-36-5）。施干刮法，以透热为度。在压痛点处施点法，"以痛为腧"。

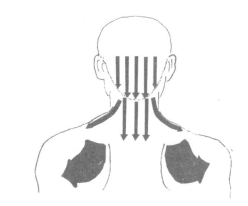

图2-36-1　枕带、项带、项肩带、肩胛带

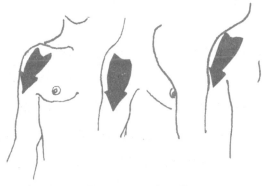

图2-36-2　肩周带

237

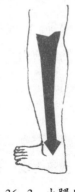

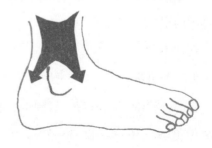

图2-36-3　小腿后侧带　　　　　图2-36-4　足部外踝带

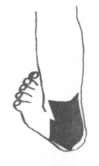

图2-36-5　足跟部带

三十七、漏肩风（冷冻肩、肩周炎）

漏肩风是以肩关节疼痛和功能障碍为主要症状的常见病症。发病年龄以50岁左右多见，故有"五十肩"之称。女性发病率高于男性。早期呈阵发性疼痛，常因天气变化及劳累而诱发，逐渐发展为持续疼痛。肩关节周围有广泛的压痛，并可向颈部及肘部放射。夜间较白天痛甚，甚者夜不能寐，不能向患侧侧卧，肩部受牵拉时，可引起剧烈疼痛，日久肩周围肌肉萎缩，肌力降低，肩关节外展时，出现"扛肩"现象，上举不便，后伸欠利。严重时肘关节功能受限，屈肘不能摸肩。

本病多因肩部活动范围较大，肩部肌腱、韧带经常受到上肢重力和肩关节大范围活动的牵拉，导致劳损而发生病变。另外，肱二头肌肌腱炎、肩峰下滑囊炎、冈上肌肌腱炎等软组织劳损性、炎性病，变或外伤筋骨、跌仆闪挫等因素，造成肩部及周围的韧带、肌腱、关节囊充血、水肿、渗出、增厚等炎性改变，久之则发生粘连、钙化，导致肩关节活动功能丧失，所以称为肩关节周围炎，简称肩周炎。

（一）病因病机

漏肩风多因体虚、劳损、风寒侵袭肩部，使经气不利所致。感受风寒，气血阻痹，或劳作过度、外伤，损及筋脉，气滞血瘀，或年老气血不足，筋骨失养，皆可使肩部经络气血不利，不通则痛。肩部主要归手三阳经所主，内外因素导致肩部经络阻滞不通或失养而致肩痹，故称漏肩风、冻结肩、肩凝、肩痹等。"风寒湿三气杂至，合而为痹"。

（二）治法

枕带、项带、项肩带、肩胛带、肩周带、大臂诸带、泌尿生殖带、足部外踝带（图2-37-1~图2-37-5）。以上诸带均施干刮法，以透热为度。在肩部各个压痛点施点法。

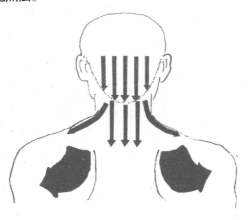

图2-37-1 枕带、项带、项肩带、肩胛带

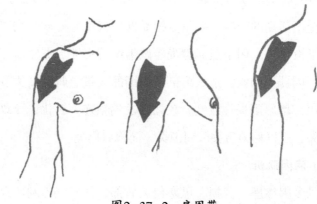

图2-37-2 肩周带

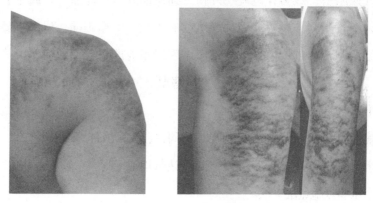

图2-37-3 大臂诸带

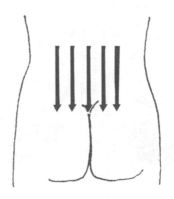

图2-37-4 泌尿生殖带

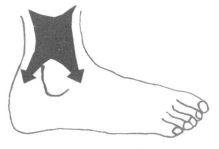

图2-37-5　足部外踝带

三十八、岔气（闪气、胸胁屏伤）

岔气是指由于弯腰、旋转、提拉、举重、跳跃、爬高、打喷嚏、咳嗽等姿势不良，用力不当而出现的一侧胸胁部疼痛，咳嗽或呼吸时疼痛加重，并牵扯背部，患者形成保护性小呼吸、浅促呼吸，伴有胸闷不适的病症。肋间关节由肋骨小头关节和肋骨横突关节所组成，正常情况下两关节协调一致，当身体受到过猛的扭转性外力时，可引起关节半脱位，压迫肋间神经，引起疼痛，同时身体扭转时可造成某一方位的关节间隙松开，使松弛的关节滑膜嵌入其间，关节滑膜中有感觉神经末梢，故嵌入后即可引起疼痛。另外，不合理的扭转、弯腰、提拉、举重可引起胸壁固有肌肉受到牵拉或挤压，产生撕裂或痉挛。

（一）病因病机

岔气属于内伤范畴，是因气血、脏腑、经络受伤所致，多为准备不足，或闭气用力，气闭则血滞，气血突然壅滞于胸内，不得清散，经络受阻，不通则痛，故称岔气。

（二）治法

项肩带、肩胛带、背侧带、胸中带、胸部两侧带、上胁带、髂胁带、腘窝带、小腿后侧带、足部外踝带（图2-38-1~图2-38-4）。

241

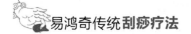
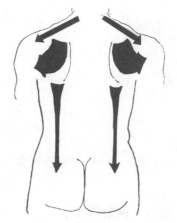

图2-38-1　项肩带、肩胛带、背侧带

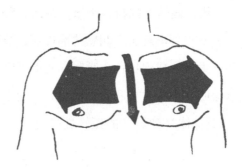

图2-38-2　胸中带、胸部两侧带

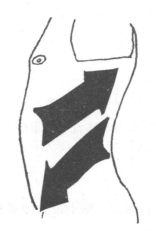

图2-38-3　上肋带、髂肋带

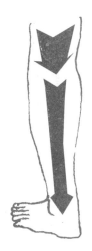

图2-38-4 腘窝带、小腿后侧带、足外踝带

三十九、坐骨神经痛

坐骨神经痛是沿臀部、大腿后侧、小腿后外侧及足部（坐骨神经通路及其分布区域），发生烧灼样、针刺样或放射性疼痛，为常见的周围神经疾病。本病多为原发性；若因腰椎间盘突出、脊椎肿瘤，以及椎间关节、骶髂部、骨盆等病变和软组织损伤等所致，则为继发性。

（一）病因病机

本病属痹证范畴，因气血虚弱，肝肾亏损，筋骨失于濡养，外受风、寒、湿邪侵袭，气血运行受阻，以及跌仆闪挫，易致骨骼变形，肌肉萎缩，致筋脉牵掣拘急。

（二）治法

泌尿生殖带、八髎带、臀带、大腿后侧带、腘窝带、大腿外侧带、足部外踝带。以上诸带均施干刮法，以渗透为度（图2-39-1~图2-39-4）。

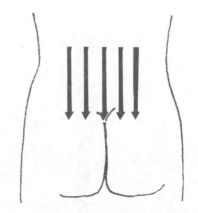

图2-39-1 泌尿生殖带

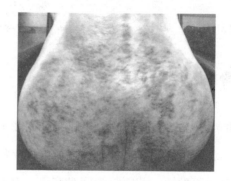

图2-39-2 八髎带、臀带

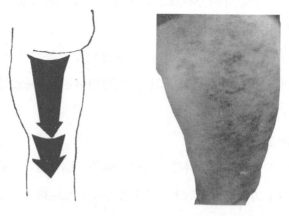

图2-39-3 大腿后侧带、腘窝带、大腿外侧带

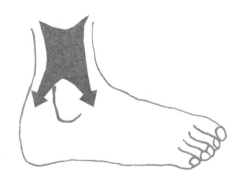

图2-39-4　足部外踝带

四十、股外侧皮神经炎（感觉异常性骨痛症）

股外侧皮神经炎为一侧或两侧大腿自髂嵴下缘至膝部前外侧约一横掌宽的条带状区域有蚁行感、麻木、感觉迟钝或丧失的自觉症状。

（一）病因病机

本病多因脏腑失调，脾肾阳虚，气血化源不足，皮肤失荣；肾阳虚则皮肤无以温煦，肾阴虚则皮肤无以濡润，外邪留滞皮肤，气血津液运行障碍，形成痰浊瘀血，而为皮痹。

股外侧皮神经为全身最易受风部位之一。或因腰部外伤、腰椎退行性病变，压迫该神经；或因长期蹲坐、跪卧、挤压等使腿部过度疲劳，气血不通、血流不畅，局部缺氧而造成麻木、僵硬、蚁行感、感觉迟钝或丧失，或有烧灼感，故也称为感觉异常性骨痛症。病程较长者，则见股肌表面粗糙、肌肉弹力降低、肌肉萎缩等现象。

（二）治法

泌尿生殖带、八髎带、臀带、大腿外侧带、大腿后侧带、腘窝带、足外踝侧带（图2-40-1~图2-40-5）。

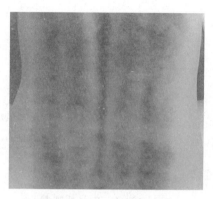

图2-40-1　泌尿生殖带

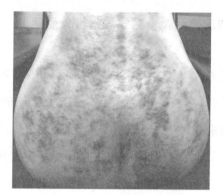

图2-40-2　八髎带、臀带

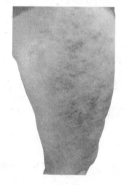

图2-40-3　大腿外侧带

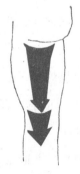

图2-40-4　大腿后侧带、腘窝带

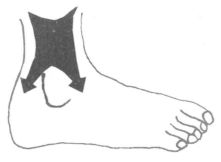

图2-40-5　足外踝侧带

四十一、雷诺病

雷诺病系血管神经功能紊乱致肢端小动脉阵发痉挛性的一种疾病。患者两侧呈对称性指（趾）、间歇性苍白、发绀、潮红（常在受冷或情绪激动、精神紧张、疲劳后手指皮肤苍白、青紫，数分钟后出现潮红，伴发凉、麻木、感觉减退，桡动脉搏动正常）。多见于年轻女性，有明确病因者，称雷诺病。

（一）病因病机

本病多因素体阳气虚弱，阴寒凝滞，热邪闭遏，气机郁结，气血虚弱，阴血不足，血行瘀滞，痰湿停留，风湿痹阻，湿热残存，累及心、肝、脾、肾四脏。脾阳虚则水谷精微化生无力，难以充养肾阳。肾阳衰则不能上腾温煦脾阳。情绪激动，精神紧张，气机逆乱，肝气郁滞、疏泄失司，血行不畅，阳气不能通达四肢；心阳不振，阳气不得外达，故畏寒肢冷。本病古称四逆、手足厥冷。

（二）治法

头部诸带（图2-41-1），施齿刮法。心肺带、消化带、泌尿生殖带、前臂诸带、掌部带及诸指带、小腿诸带、足掌部带及诸趾带均施干

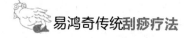

刮法，以透热为度（图2-41-2~图2-41-6）。

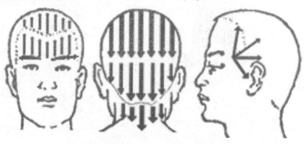

图2-41-1　头部诸带

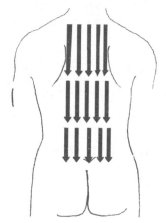

图2-41-2　动心肺带、消化带、泌尿生殖带

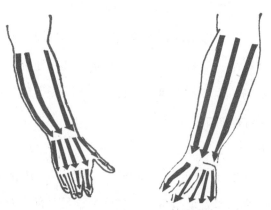

图2-41-3　前臂诸带、掌部带及诸指带

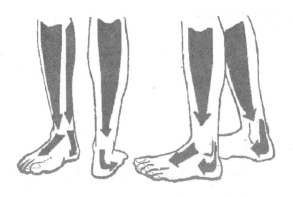

图2-41-4 小腿诸带

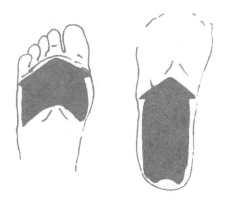

图2-41-5 足掌部带

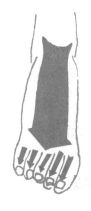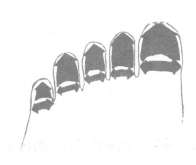

图2-41-6 足趾诸带

四十二、脑震荡后遗症

脑震荡后遗症是指脑震荡患者在恢复期或伤后3个月，头部仍有涨痛、搏动性头痛、紧箍感，脑力劳动后加重，伴有头昏、眩晕、耳鸣、记忆力减退、失眠及自主神经功能紊乱等症状。

（一）病因病机

头为诸阳之会，五脏精华之血、六腑清阳之气，均上注于头。脑络损伤，气闭壅塞，清阳遇阻，髓海失养；神明被扰，经络不畅，瘀阻脑络。

（二）治法

头部诸带、项带、项肩带、心肺带（图2-42-1、图2-42-2）。

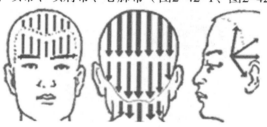

图2-42-1 头部诸带

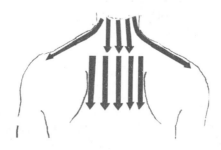

图2-42-2 项带、项肩带、心肺带

四十三、痹证（风湿性节炎、类风湿性关节炎）

痹是闭阻不通的一种病理现象，"风寒湿三气杂至，合而为痹"。

外邪侵袭经络，气血闭阻不能畅行，引起肢体、关节等酸痛、麻木、重着及屈伸不利等症状。

（一）病因病机

本病多以素体阳虚，阴精不足为内因，风、寒、湿、热之邪为外因。经络闭阻而导致气血运行不畅，轻者累及肢体、皮肉、经络、筋骨，重者累及脏腑。

1. 行痹　风气盛者为行痹。肢体关节走窜疼痛，痛无定处，有时兼见寒热，苔黄腻，脉浮紧。

2. 痛痹　寒气盛者为痛痹。遍身或局部关节疼痛，痛有定处，得热痛减，遇冷则剧，苔白，脉弦紧。

3. 着痹　湿气盛者为着痹。肢体关节酸痛，肌肤麻木，重着不移，遇其阴雨风冷可促其发作，苔白腻，脉濡缓。

4. 热痹　素为阳盛之体，复受风寒湿邪，郁而化热，发为热痹。局部关节红肿灼热，痛不可触，关节活动不利，兼有发热，口渴，苔黄燥，脉滑数。

（二）治法

1. 行痹　心肺带、大腿诸侧带（图2-43-1~图2-43-5）。

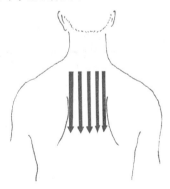

图2-43-1　心肺带

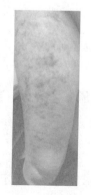

图2-43-2 大腿前侧带

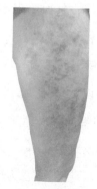

图2-43-3 大腿外侧带

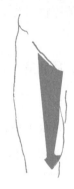

图2-43-4 大腿内侧带

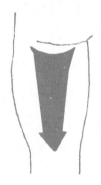

图2-43-5 大腿后侧带

2. 痛痹 泌尿生殖带、小肠中带（图2-43-6、图2-43-7）。

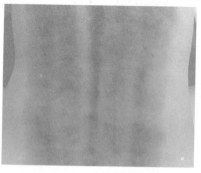

图2-43-6 泌尿生殖带

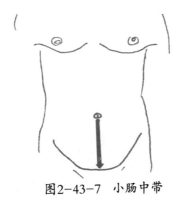

图2-43-7 小肠中带

3．着痹 小腿前侧带、小腿内侧带、足部内踝带（图2-43-8~图2-43-10）。

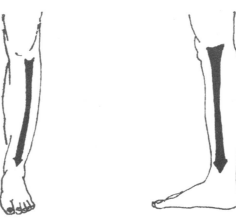

图2-43-8 小腿前侧带　　　　图2-43-9 小腿内侧带

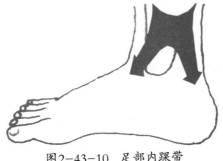

图2-43-10 足部内踝带

253

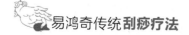

4. 热痹 项带、项肩带、肘窝带（图2-43-11、图2-43-12）。

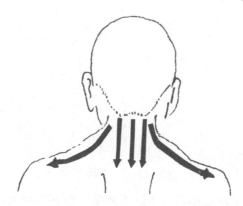

图2-43-11 项带、项肩带

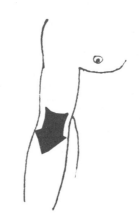

图2-43-12 肘窝带

按疼痛部位施刮。疼痛部位一般在背腰部、肩周部、肘周部、腕周部、髋周部、膝周部、踝周部、指趾部。

四十四、黄褐斑（蝴蝶斑）

黄褐斑为颜面部（颊、额、鼻、唇、颌等处）的对称和局限性淡褐色或深褐色斑片，界限清楚，可呈蝴蝶形，皮疹光滑，无鳞屑，无自觉症状及全身症状，是一种后天性、局限性皮肤黑色素增多而致的慢性疾病。本病病因尚不十分明确，一般认为与内分泌有关，可能为雌激素刺激黑色素细胞与黄体酮联合作用，使黑色素产生增加；卵巢和子宫疾病、乳腺功能不良、性腺功能障碍、甲状腺功能亢进、肝炎、结核等慢性疾病亦可导致本病。某些化妆品及日光照晒或药物过敏对黄褐斑的发生和加剧也有促进作用。上述病症好发于青壮年，常发于妊娠期妇女，未婚妇女、未孕妇女及男性也可发生本病。

（一）病因病机

本病多与肝、脾、肾功能失调有关。多因七情失调，长期抑郁，肝肾精血亏虚，精血不足，肌肤失养，虚火上扰，燥热内结或脾不健运，痰瘀内生，浊气上犯，蕴结肌肤而致。

（二）治法

（1）在面部斑处反复施轻刮指抹法。

（2）在心肺带、消化带、泌尿生殖带、胸中带、胸部两侧带、上胁带、小肠带、大肠带施干刮法（图2-44-1~图2-44-4）。

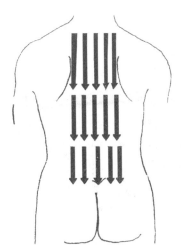

图2-44-1 心肺带、消化带、泌尿生殖带

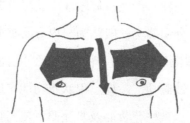

图2-44-2　胸中带、胸部两侧带

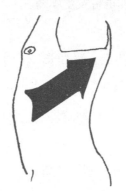

图2-44-3　上胁带

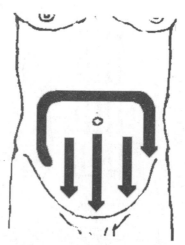

图2-44-4　小肠带、大肠带

（三）注意事项

（1）患者应常服维生素C片或多食富含维生素C的蔬菜与水果。

（2）慎用化妆品、避孕药。

（3）避免紫外线直接照射。

（4）保持情志舒畅，忌激动、发怒、抑郁、忧思。

四十五、痤疮

痤疮是青春期常见的一种毛囊、皮脂腺慢性炎症。本病多见于青壮年，青春期女性多好发于月经之前，月经过后一般可逐渐消退。痤疮好发于脂溢部位，如面颊、前额、颏部，其次是胸部、背部、上臂。早期皮损主要由位于毛囊口的白头粉刺及黑头粉刺引起，粉刺在发展过程中可形成丘疹、脓丘疹、结节、囊肿瘢痕等多种损害。本病多因青春期性腺分泌和皮脂腺分泌亢进，雄激素水平增高时，皮脂分泌增多、瘀积，形成毛囊口角化栓塞，增多的皮脂不能及时排出，形成粉刺。正常时粉刺在毛囊内不易引起炎性反应，但由于皮脂分泌增多，油腻的皮脂容易黏附尘土和被毛囊中存在的痤疮棒状杆菌、白色葡萄球菌、卵圆形糠秕孢子菌，特别是痤疮棒状杆菌分解，生成游离脂肪酸，刺激毛囊引起炎症，致使毛囊壁损伤破裂，毛囊内容物进入真皮，引起毛囊周围不同程度的深部炎症，形成痤疮。此外，遗传也是本病发生的一个重要因素。

（一）病因病机

本病多为素体阳热偏盛，以及青春期生机旺盛，营血日渐偏热，血热外壅，气血瘀滞、瘀阻肌肤而发病；或因平时过食辛辣、肥甘厚味之品，肺胃积热，循经上熏，血随热行，上壅于胸、面，致使皮疹日渐增大，形成结节。

（二）治法

（1）长出粉刺的，可用特制的粉刺挤压器挤出，切勿用手抠或用手

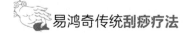
挤捏粉刺（因为用手挤不卫生，容易使痤疮感染加重；用手挤捏不易挤净，容易将一部分粉刺残留于皮内，也会导致瘢痕）。再结合医用石膏做面膜，利用发热、冷却与收敛等物理作用把药物、按摩、理疗融为一体，使其相互作用，达到治疗和美容的效果。

（2）预防治疗：在痤疮治疗后，要防止再生出新的痤疮，应进行脏腑的调理。在心肺带、消化带、泌尿生殖带、小肠带、大肠带、前臂内侧三条带、小腿前侧带、小腿内侧带，施干刮法，以渗透为度（图2-45-1~图2-45-5）。

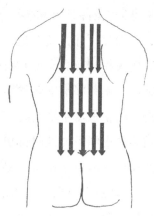

图2-45-1 心肺带、消化带、泌尿生殖带

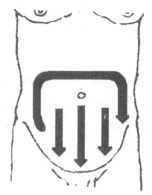

图2-45-2 小肠带、大肠带

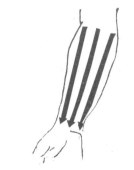

图2-45-3　前臂内侧三条带

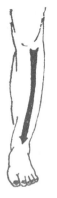
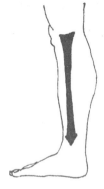

图2-45-4　小腿前侧带　　　　图2-45-5　小腿内侧带

（3）注意卫生：用温热水洗脸和洗澡；少吃油腻、辛辣及刺激较强的食品，即使是糖类也不宜过量；应常口服维生素B_2、维生素B_6。

四十六、脱发

脱发是一种慢性的皮肤炎症，或称脂溢性皮炎、脂溢性皮疹、白屑风、油风等。

（一）病因病机

头发的生长主要与肝、肾、肺、脾，以及精、气、血有关。"发为肾之华"，"发为血之余"，头发的生长与脱落、润泽与枯槁，与肝血、肾精的盛衰有密切的关系，"血气虚则肾气弱，肾气弱则骨髓枯竭，故发白而脱落"。"肺主皮毛"，皮毛由肺的精气所生养，肺与体表皮毛相合，从毛的荣枯可以推断肺功能的盛衰，这是因为肺能"输精于皮毛"，故"其华在毛"。脾有藏纳营血的作用，"营"为经脉内的经气——营养物。营又主血，可以化生为血，脾为荣卫气血生化之源。故本病治疗应滋肝强肾，养木生精，补脾益肺，培土生金。

（二）治法

前顶带、顶部带、颞侧带、枕部带、心肺带、消化带、泌尿生殖带、小肠带、大肠带（图2-46-1~图2-46-4）。

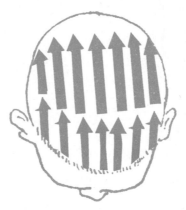

图2-46-1　前顶带、顶部带

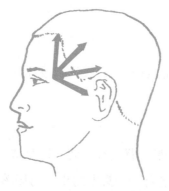

图2-46-2　颞侧带

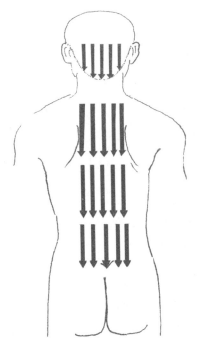

图2-46-3 枕部带、心肺带、消化带、泌尿生殖带

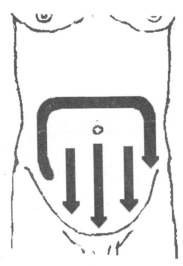

图2-46-4 小肠带、大肠带

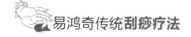
四十七、肥胖病

肥胖是指体内脂肪过多的表现，包括症状性肥胖和单纯性肥胖两大类。症状性肥胖是指有明确病因而致的肥胖症状；单纯性肥胖是指无明确病因，仅仅因为脂肪蓄积过多，超过正常比例，会对人体造成损害的一种疾病，又称肥胖病。

标准体重：

系数=体重（克）/身高（厘米）

男子（成人）系数：为360左右。

女子（成人）系数：为350左右。

或：

标准体重（千克）=身高（厘米）−105

当人的体重超过标准体重的10%为超重，超过20%以上时称为肥胖，超过30%左右时为轻度肥胖，超过30%~50%为中度肥胖，超过50%以上为重度肥胖。但同样的身高，随着年龄的增加体重亦有增加的趋势。人生中有3个时期发生肥胖：①婴幼儿时期，这个时期是一生中成长发育最快的时期，各个组织、器官的成长都以细胞数量的增加为主，包括脂肪组织。营养过度，食量过大，可使脂肪细胞数量增加。②青春期，由于内分泌的变化，在第二性征发育成熟的过程中，骨骼、肌肉、脂肪等组织也相应增长，若在此时营养过度，可导致肥胖。③妊娠期、哺乳期和绝经期及男性40岁左右易出现肥胖。肥胖病还可能与遗传、神经、内分泌失调、代谢功能障碍及精神刺激、社会环境或服药等因素有关。另外，知识分子、机关干部等脑力劳动者发胖较多，工人、农民发胖者较少。

（一）病因病机

本病与体质、年龄、饮食、劳逸、情绪、遗传等因素有关，与脾肾气虚、肝胆疏泄失调有关，病因以痰浊、膏脂为主，兼水湿、气滞、血瘀。

（二）治法

心肺带、消化带、泌尿生殖带、八髎带、臀带、上腹中带、小肠带、大肠带、髂胁带、大腿内侧带、大腿前侧带、大腿后侧带、大腿外侧带、小腿前侧带、小腿内侧带（图2-47-1~图2-47-9）。

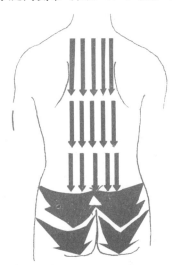

图2-47-1　心肺带、消化带、泌尿生殖带、八髎带、臀带

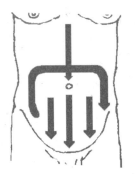

图2-47-2　上腹中带、小肠带、大肠带

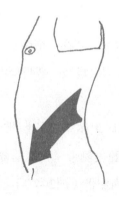

图2-47-3　髂胁带

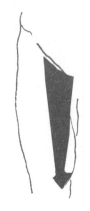

图2-47-4　大腿内侧带

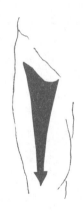

图2-47-5　大腿前侧带

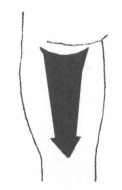

图2-47-6　大腿后侧带

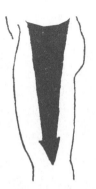

图2-47-7　大腿外侧带

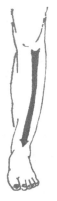
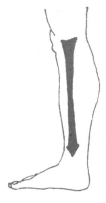

图2-47-8　小腿前侧带　　　图2-47-9　小腿内侧带

注：肥胖病的治疗方法一般为饮食治疗、药物治疗、外科治疗、中医治疗等。要想减肥成功，关键要有决心、细心、恒心，要与以前的生活习惯彻底分手，必须做到出大于入，低热量饮食。平常饮食主要选择蔬菜类、瓜茄类及豆制品，适量蛋类，少量粮食，不用食用油。鱼类含蛋白质比例高而不含糖类，可与蛋类交替食用。牛、羊、禽肉脂肪含量相对较低，也可与蛋类交替食用。水果可适当配给，少用或不用食糖，限制食盐用量，以减少肥胖引起的血容量增加，减少心脏负荷。

四十八、复发性口腔溃疡

复发性口腔溃疡病情比较复杂。有人认为是病毒感染；也有人认为是由过敏反应、内分泌紊乱或消化道障碍等引起。其主要症状是口腔黏膜反复出现圆形或椭圆形如豆样的小溃烂点、溃烂面。溃疡面边缘整齐，周围有红晕，上有黄白色纤维样渗出物覆盖，疼痛不适，遇冷、热、酸、甜等刺激时疼痛加重，可影响饮食和入眠，常因不寝、纳差、疲劳使病情加重或反复发作。

（一）病因病机

本病以外感六淫燥火、脏腑内伤热盛为主因，其病机为热壅血滞，瘀热互结，证属火热为患。脾、胃积热上熏口腔，"腑脏热盛，热乘心脾，气冲于口与舌，故令口腔生疮也"，也有因体质素虚，虚火上炎而致者。

（二）治法

心肺带、消化带、颈部带、小肠带、大肠带、小腿前侧带、小腿内侧带、合谷食指带、掌部内侧带（图2-48-1~图2-48-6）。

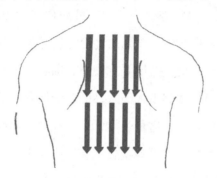

图2-48-1　心肺带、消化带

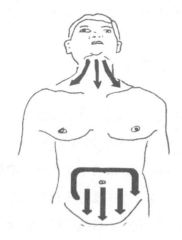

图2-48-2　颈部带、小肠带、大肠带

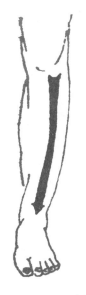

图2-48-3　小腿前侧带

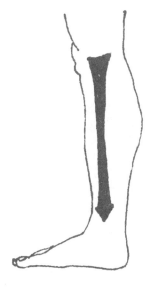

图2-48-4　小腿内侧带

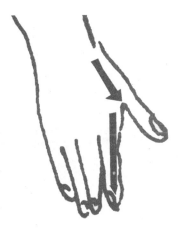

图2-48-5　合谷食指带

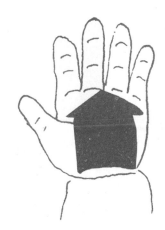

图2-48-6　掌部内侧带